Entzündungshemmende Diät für Frauen über 50:

365 Tage mit einfachen und nahrhaften Rezepten, um die Gesundheit zu verjüngen, die Immunität zu stärken und Energie zu tanken

Kaspar Pflug

Inhaltsübersicht

Einführung

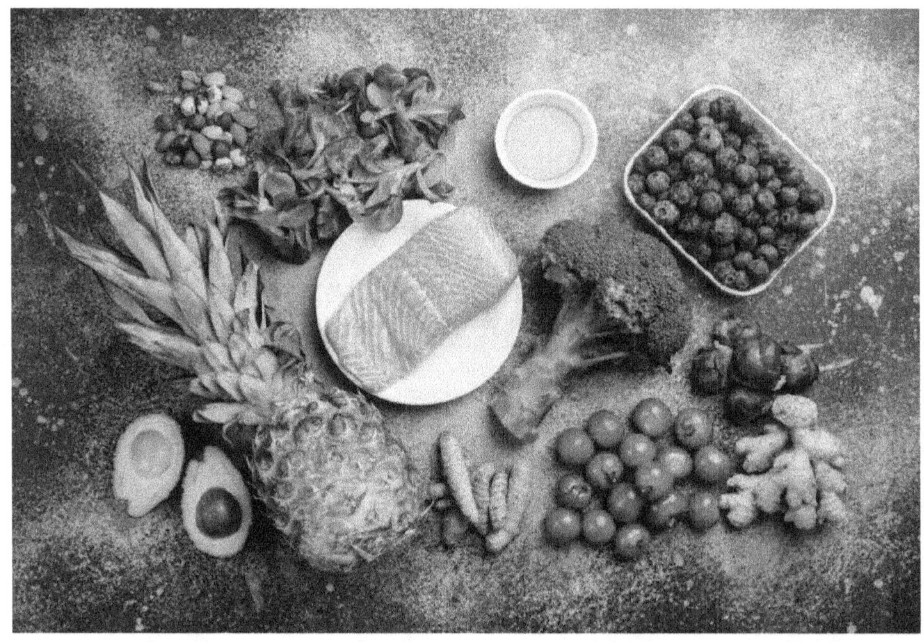

Jeder Faden des riesigen Wandteppichs des Lebens ist mit seiner eigenen einzigartigen Kombination von Schwierigkeiten und Siegen gewebt. Frauen, die die Herausforderungen der Stürme des Lebens überstanden haben, zeichnen sich durch die Weisheit, die Erfahrung und die unbestreitbare Widerstandsfähigkeit aus, die diesen Weg begleiten. Unsere Gesundheitsgeschichten entwickeln sich jedoch mit den Jahren weiter, und Entzündungen sind für viele Frauen in dieser Gruppe ein unangenehmer Gast.

Stellen Sie sich eine dynamische Frau Mitte 50 vor, die mit all ihren Verpflichtungen zu Hause, im Beruf und im Privatleben jongliert. Sie hat ein Leben voller Erinnerungen und Errungenschaften hinter sich gebracht. Doch unter der Oberfläche tobt ein stiller Krieg, der sich in körperlichen Beschwerden und einer überwältigenden Müdigkeit äußert, die sie in ihren jüngeren Jahren nicht erlebt hat. In Deutschland und auf der ganzen Welt ist dies für viele Frauen eine Tatsache; es ist ein unausgesprochener Kampf gegen den giftigen Strom, der die Stärke, die sie aufgebaut haben, wegspülen kann.

"Entzündungshemmend für Frauen über 50" erweist sich als Lichtblick in diesem dunklen Kampf. Das Buch ist mehr als ein Fahrplan; es ist ein Freund auf dem Weg zu mehr Gesundheit und Glück für Frauen in ihren Fünfzigern und darüber hinaus. Trost,

Einsicht und vor allem praktische Ratschläge, die die Leserinnen nutzen können, um ihre Gesundheit zu verbessern, werden ihnen beim Durchblättern des Buches zuteil.

Dieses Buch befasst sich mit den besonderen Schwierigkeiten, die Frauen über 50 erleben, und zeigt, wie wichtig es ist, die Feinheiten dieser Lebensphase einer Frau zu verstehen. Wir sind uns der Tatsache bewusst, dass diese Phase mit seelischem und körperlichem Leid verbunden sein kann. Das Erkennen der vielen Facetten im Leben einer Frau, die zu einer Entzündung führen, ist ebenso wichtig wie die Behandlung der offensichtlichen Symptome. Dies ist der erste Schritt auf dem gemeinsamen Weg, die Vorstellung zu widerlegen, dass Entzündungen eine natürliche Folge des Älterwerdens sind.

Was macht "Entzündungshemmende Mittel für Frauen über 50" also so wertvoll für Sie? Die Vorteile gehen weit darüber hinaus, dass man sich körperlich besser fühlt. Wenn Sie nach einer Möglichkeit suchen, Ihren Geist, Ihren Körper und Ihre Seele zu revitalisieren, ist dieses Buch genau das Richtige für Sie. Die Bekämpfung von Entzündungen ist nur die halbe Miete; die andere Hälfte ist die Wiederbelebung einer Vitalität, die mit der Zeit vielleicht nachgelassen hat.

Auf den folgenden Seiten erfahren Sie, was Frauen um die 50 wissen müssen, um einen entzündungshemmenden Lebensstil zu führen. Die Einbeziehung von Ernährungsumstellungen, gezielten Übungen, Methoden zur Stressbewältigung und natürlichen Heilmitteln in den Alltag wird durch die Offenbarung praktischer Strategien in jedem Kapitel leicht gemacht. Da jede Frau ein komplexes Geflecht von Erfahrungen und Bedürfnissen darstellt, ist dies kein Ansatz nach Schema F, sondern ein maßgeschneiderter Fahrplan zum Wohlbefinden.

Die verlässliche Stimme, die Sie durch die Reise begleitet, ist neben der Fülle an Informationen, die sie liefert, das, was dieses Buch auszeichnet. Als Expertin auf dem Gebiet der Frauengesundheit ist die Autorin mit der Komplexität dieser Zeit im Leben einer Frau vertraut. Durch die Weitergabe von Erkenntnissen, die sie aus ihrem umfangreichen Hintergrund gewonnen hat, dient die Autorin als Beraterin, Ratgeberin und Motivationsfigur. Die Glaubwürdigkeit ergibt sich daraus, dass sie die Materie in- und auswendig kennt und den aufrichtigen Wunsch hat, Frauen zu einem besseren, erfüllteren Leben zu verhelfen, auch wenn der Name der Autorin nicht an prominenter Stelle steht.

Sie werden dieses Selbsthilfebuch nirgendwo anders finden. An der Kreuzung zwischen würdevollem Altern und einem Leben, das nicht durch Entzündungen belastet ist, steht eine Frau, die diesen Kompass braucht. Dieses Buch ist für die starke Frau, die sich nicht von ihrem Alter bestimmen lässt, sondern das Altern als Chance sieht, sich wieder mit ihrer inneren Kraft zu verbinden, zu wachsen und sich zu verändern.

Begleiten Sie uns auf diesem Abenteuer, und während wir die Seiten umblättern, werden Sie eine Mischung aus Fakten, Geschichten und Ratschlägen finden, die den Rhythmus Ihres eigenen Lebens widerspiegeln werden. Sie werden Strategien entdecken, mit denen Sie die Entzündung nicht nur in den Griff bekommen, sondern auch trotz ihrer Anwesenheit gedeihen können. Dieses Buch ist kein Wundermittel, aber es wird Ihre Einstellung zu Ihrer Gesundheit und zu Ihrer Selbstfürsorge verändern.

Dies ist das perfekte Buch für Sie, wenn Sie jemals ein kleines Wehwehchen, anhaltende Müdigkeit oder ein subtiles Gefühl der Sorge über das, was vor Ihnen liegt, hatten. Es ist nicht nur ein Leitfaden für einen entzündungsfreien Lebensstil, sondern auch eine Ode an die Widerstandsfähigkeit, die mit dem Alter kommt, ein Leitfaden für die Maximierung des Potenzials Ihres Körpers und ein Beweis dafür, dass das Leben auch nach 50 noch voller aufregender Abenteuer ist.

Auf dem Weg zu einem entzündungsfreien Leben steht Ihnen "Entzündungshemmung für Frauen über 50" bei jedem Schritt zur Seite.

Kapitel 1:
Die Entschleierung des stillen Kampfes

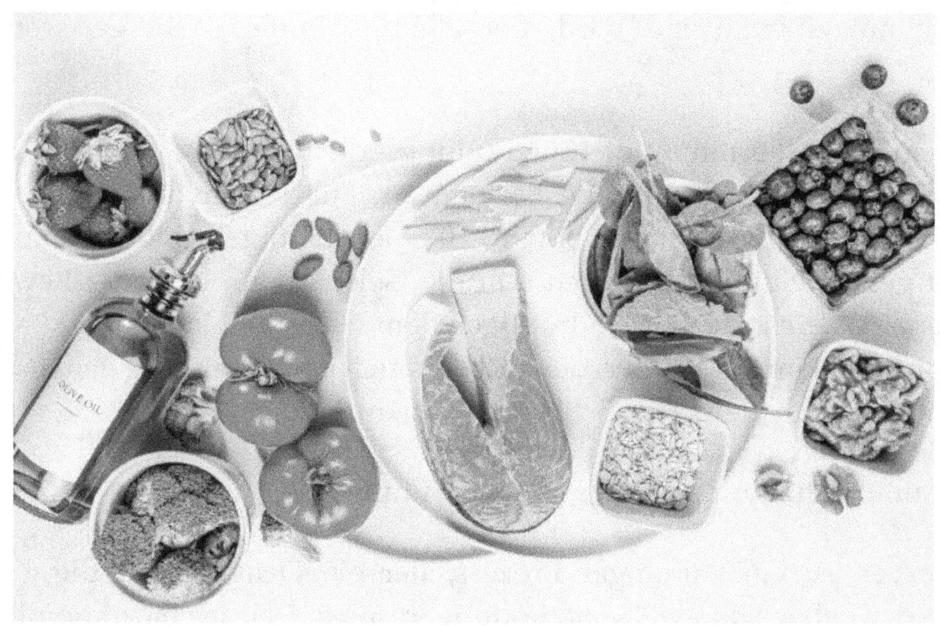

Die 50er Jahre markieren im Lebenslauf ein Kapitel der Widerstandsfähigkeit, der Weisheit und der subtilen Nuancen des Alterns. Doch unter der Oberfläche dieser scheinbar ruhigen Phase entfaltet sich ein stiller Kampf - einer, der oft unbemerkt bleibt und als natürliche Begleiterscheinung des Älterwerdens abgetan wird. Dieses Kapitel schält die Schichten ab und enthüllt den stillen Kampf, mit dem viele Frauen über 50 konfrontiert sind, und erforscht die täglichen Kämpfe, die unsichtbar bleiben.

Ein Tag im Leben: Die unsichtbaren Kämpfe

Wir müssen in das tägliche Leben dieser Frauen eintauchen - Frauen, die die Anforderungen von Familie, Beruf und persönlichen Leidenschaften geschickt unter einen Hut bringen -, wenn wir den stillen Kampf verstehen wollen. Wenn ich morgens aus dem Bett steige, bemerke ich als Erstes die leichte Steifheit und den dumpfen Schmerz in meinen Gelenken. Es ist die anhaltende Müdigkeit, die sich im Hintergrund hält und einen den ganzen Tag über begleitet. Diese Frauen halten durch und beweisen bei allem, was sie tun, ihre Hartnäckigkeit.

Zu den zahlreichen Pflichten, die der Morgen mit sich bringt, gehören die Führung des Haushalts, die Teilnahme an Sitzungen und die Pflege von Beziehungen. Mit jeder

Stunde, die vergeht, wird der stille Kampf lauter und lauter und verursacht körperliche und emotionale Schmerzen. Ihr Lachen ist mit einer unausgesprochenen Schwere belastet, und ihre Augen verlieren ihren Glanz. Dies ist der unsichtbare Krieg, der in den alltäglichen Schützengräben des Lebens geführt wird, wo jeder Schritt zu einer Verhandlung mit einem Feind wird, der allzu oft außer Acht gelassen wird: die Entzündung.

Mit zunehmendem Alter nimmt die Entzündung - die natürliche Reaktion des Körpers auf Schäden und Infektionen - neue Formen an. Für Frauen über fünfzig wird die chronische Entzündung, der stille Saboteur, zu einer ständigen Unterströmung in ihrem Leben. Einst geschmeidig, beschweren sich die Gelenke nun bei jeder Bewegung. Das Immunsystem, das einst stark war, droht aus dem Gleichgewicht zu geraten. Es ist ein innerer Kampf, bei dem der Körper, den diese Frauen jahrzehntelang genährt haben und auf den sie angewiesen waren, als Schlachtfeld dient.

Altern mit Anmut: Die Komplexität von Entzündungen

Das Älterwerden ist ein anmutiger Prozess, der ein Denkmal für die Zeit und die Erfahrungen des Lebens darstellt. Entzündungen spielen jedoch eine komplizierte Rolle auf dieser Reise. Im Gegensatz zu dem, was viele Menschen denken, sind Entzündungen nicht nur eine Folge des Älterwerdens; sie sind vielmehr ein delikater Tanz zwischen den körpereigenen Abwehrkräften und dem Altern.

Das komplexe Zusammenspiel von Variablen, einschließlich Veränderungen des Hormonspiegels, Lebensstilentscheidungen und die kumulativen Auswirkungen von Stress, ist die Quelle der Komplexität. Die hormonellen Veränderungen während der Menopause dienen als Auslöser und wirken sich auf die Entzündungsreaktion des Körpers von Frauen aus. Nach der Abschirmung beginnt der Östrogenspiegel zu sinken, was den Körper anfälliger für entzündungsfördernde Faktoren macht.

Darüber hinaus tragen Entscheidungen, die im täglichen Leben getroffen werden, zum komplexen Netz der Entzündung bei. Die Ernährung, die Grundlage einer guten Gesundheit, hat die Macht, Entzündungsreaktionen auszulösen oder zu beruhigen. In einer Welt, in der die Technik regiert, ist eine sitzende Lebensweise weit verbreitet und trägt zu Entzündungen bei. Der Körper, der eigentlich mobil sein sollte, rebelliert dagegen, für längere Zeit unbeweglich zu sein.

Stress, der stille Dirigent des Entzündungsorchesters, der die Entzündung verstärkt, orchestriert eine Entzündungssinfonie aus biochemischen Reaktionen. Die durch Stress hervorgerufene Entzündung gedeiht in dem unerbittlichen Tempo und der ständigen Konnektivität der Anforderungen des modernen Lebens. Der Körper beginnt an den Rändern zu ermüden, weil er es nicht gewohnt ist, ständig wachsam zu sein.

Um den stillen Kampf zu verstehen, muss man die Komplexität der Entzündung erkennen. Es handelt sich nicht um einen einzelnen Feind, sondern vielmehr um ein Wirrwarr von Elementen, die zusammenkommen und das Lebensgefüge einer Frau bilden. Aufgrund dieser Komplexität ist ein ganzheitlicher Ansatz erforderlich, der die gegenseitige Abhängigkeit von Geist, Körper und Seele berücksichtigt.

Auf den folgenden Seiten schälen wir die Schichten dieser Verflechtung ab. Wir untersuchen die Ursachen und Symptome von Entzündungen und befassen uns mit den wissenschaftlichen Hintergründen. Wir erforschen die enge Beziehung zwischen Entzündung und Alterung und entlarven die Vorstellung, dass das eine dem anderen weichen muss. Dies ist eine Reise in den Kern des stillen Kampfes, der das Leben von Frauen über 50 bestimmt, nicht nur ein Kapitel.

Auf unserem Weg durch das Terrain der unsichtbaren Kämpfe geht es um die Ermächtigung. Dies ist ein Aufruf zu den Waffen gegen den stillen Feind, eine Aufforderung, den Konflikt aufzudecken und zu gewinnen. Bewaffnet mit Informationen, Mitgefühl und der Entschlossenheit, nicht nur anmutig, sondern auch widerstandsfähig und lebendig zu altern, begeben wir uns gemeinsam auf eine Entdeckungsreise.

Kapitel 2:
Die Frau hinter der Weisheit

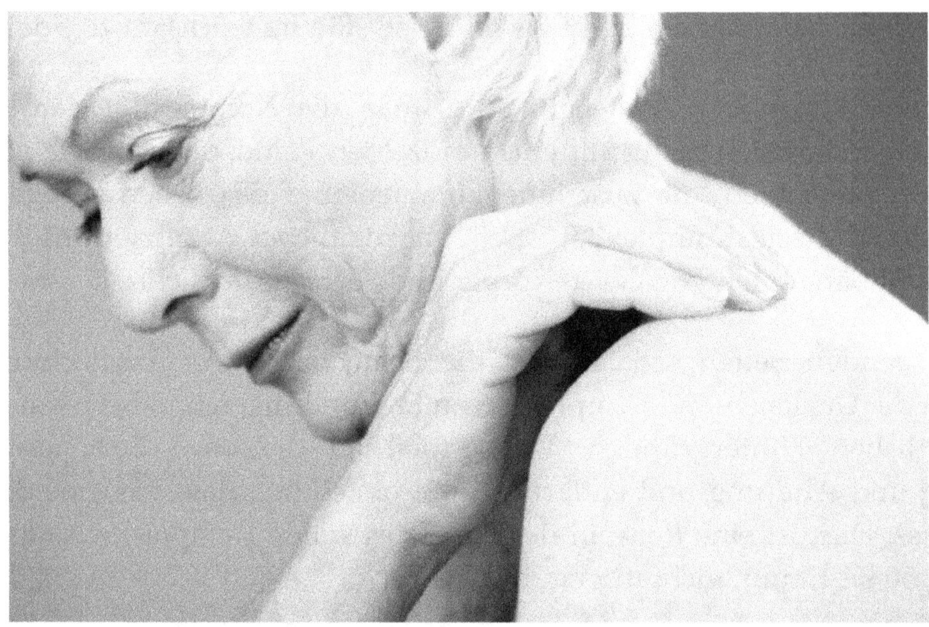

Das Verständnis der besonderen Schwierigkeiten, mit denen Frauen über 50 im weiten Feld von Gesundheit und Wohlbefinden konfrontiert sind, erfordert mehr als eine oberflächliche Untersuchung. Es erfordert eine komplexe Sichtweise, die sowohl die physiologischen Veränderungen als auch das komplexe Geflecht von Erfahrungen berücksichtigt, die diesen Lebensabschnitt kennzeichnen. Wenn wir uns auf dieses Abenteuer einlassen, ist es wichtig, das Wissen der Frau zu erforschen, die die Quelle des Fachwissens ist - die Autorin, die uns durch das Labyrinth des entzündlichen Alterns führt.

Die besonderen Herausforderungen von Frauen über 50 verstehen

Die Komplexität der Erfahrungen, mit denen Frauen in dieser Gruppe konfrontiert sind, muss anerkannt werden, um die Schwierigkeiten, mit denen sie konfrontiert sind, vollständig zu verstehen. Obwohl es jeden trifft, ist das Altern eine sehr persönliche Erfahrung. Die Menopause ist durch Hormonschwankungen gekennzeichnet, die eine Reihe neuer Faktoren mit sich bringen, die sich auf die Stimmung, den Stoffwechsel und andere Aspekte des Lebens auswirken. Sobald sich der Körper an einen bestimmten

Rhythmus gewöhnt hat, erlebt er eine tiefgreifende Metamorphose, die über das Physische hinausgeht.

Indem wir die Schichten des Verständnisses abtragen, entdecken wir in diesem Kapitel, dass die Kämpfe, die Frauen über 50 erleben, nicht auf die Oberfläche beschränkt sind. Es geht nicht nur um die äußeren Erscheinungsformen des Alterns, sondern auch um die subtilen Veränderungen der Identität, die Neudefinition von Rollen und die Suche nach einem Sinn in einer Gesellschaft, die die Weisheit des Älterwerdens häufig ignoriert.

Das Zusammentreffen von gesellschaftlichen Erwartungen, kulturellen Normen und persönlichen Bestrebungen macht diese Herausforderungen so besonders. Frauen über fünfzig bewegen sich auf bekanntem und unbekanntem Terrain, wo sich der innere Dialog der Selbstfindung mit dem Echo gesellschaftlicher Vorstellungen vermischt. Es ist ein schmaler Grat zwischen der Akzeptanz der Weisheit, die mit dem Älterwerden einhergeht, und dem Widerstand gegen den gesellschaftlichen Druck, antiquierten Idealen von Produktivität und Schönheit zu entsprechen.

Wenn wir die Hindernisse aufschlüsseln, sehen wir, dass die Behandlung von Entzündungen bei Frauen über 50 mehr als nur den physischen Körper betrifft. Es ist wichtig, die psychologischen und emotionalen Aspekte ihrer Reise anzuerkennen und zu würdigen. Die Quelle der Weisheit, eine Frau mit einer Fülle von Empathie und Einsicht, ist sich dieses komplexen Tanzes bewusst.

Warum dieser Autor? Den Weg zum Wohlbefinden finden

Die Auswahl eines Reiseführers ist in dem riesigen Meer der Wellness-Literatur von entscheidender Bedeutung. Warum sollten Sie einer bestimmten Autorin Ihre Reise anvertrauen? Warum empfinden Frauen über 50 sie als ein leuchtendes Beispiel für ein entzündungsfreies Leben? Fachwissen, Erfahrung und ein aufrichtiges Engagement für das Wohlergehen der Frauen in dieser Gruppe sind die Schlüsselkomponenten der Lösung.

Diese Autorin oder dieser Autor ist eine erfahrene Fachkraft auf dem Gebiet der Frauengesundheit, auch wenn ihr oder sein Name vielleicht nicht sofort bekannt ist. Ihr Wissen beschränkt sich nicht auf das, was in Lehrbüchern steht, sondern wird durch jahrelange praktische Erfahrung und das Engagement, sich auf dem neuesten Stand der Wissenschaft zu halten, erweitert. Dabei geht es nicht nur um die Vermittlung von Wissen, sondern auch darum, schwierige Sachverhalte in handhabbare, umsetzbare

Schritte zu zerlegen, die speziell auf die besonderen Bedürfnisse der deutschen Frauen über 50 zugeschnitten sind.

Der Weg zum Wohlbefinden ist kein einheitliches Unterfangen. Es braucht einen Mentor, der versteht, dass die Reise jeder Frau einzigartig ist, und der die Anleitung entsprechend anpasst. Durch die Kombination eines tiefen Verständnisses der Wissenschaft mit Einfühlungsvermögen wird die Autorin zu einer zuverlässigen Vertrauten, die Sie auf dem Weg zu einem lebendigen Altern begleitet, anstatt eine unnahbare Autoritätsperson zu sein.

Es handelt sich dabei nicht um eine zufällige Auswahl eines Leitfadens, sondern um eine bewusste Entscheidung für jemanden, der die Werte verkörpert, die sie unterstützen. Der Autor ist ein wichtiges Mitglied der Gruppe, die er zu stärken versucht; er ist kein Außenstehender, der sich einmischt. Dieses Insiderwissen verleiht ihren Worten Glaubwürdigkeit und macht das Buch von einem einfachen Leitfaden zu einer gemeinsamen Geschichte über die Überwindung der Grenzen der Entzündung.

Erinnern Sie sich an die Frau, die diesen entzündungshemmenden Leitfaden für Frauen über 50 erstellt hat, während wir die folgenden Kapitel lesen. Sie ist die Inspiration hinter dieser Weisheit. Die dargelegten Ideen sind nicht nur theoretisch, sondern das Ergebnis eines aufrichtigen Wunsches, Frauen ein erfülltes Leben zu ermöglichen. Es ist eine Einladung, sich auf eine Entdeckungsreise zu begeben, die von einer sachkundigen Hand geführt wird, die den Weg in eine lebendigere, gesündere Zukunft erhellen will.

Kapitel 3:
Die Entzündungsverursacher

Entzündungen spielen eine Schlüsselrolle in dem komplexen Tanz zwischen Gesundheit und Alterung, wobei ihre Feinheiten häufig falsch interpretiert oder ignoriert werden. Dieses Kapitel nimmt den Leser mit auf eine Entdeckungsreise durch die Welt der Entzündungsverursacher, indem es die Grundlagen aufschlüsselt, die Feinheiten der chronischen Entzündung herausfindet und die bedeutsame Beziehung zwischen dem Altern und der Entzündungskaskade unter die Lupe nimmt.

Entzündung 101: Die Grundlagen aufschlüsseln

Im Grunde ist die Entzündung der Abwehrmechanismus des Körpers oder die erste Phase der Heilung als Reaktion auf eine Verletzung oder Infektion. Stellen Sie sich die Entzündung als die Kavallerie vor, die auf das Schlachtfeld stürmt, um Angreifer abzuwehren und den Schaden zu bewerten. In ihrer akuten Form ist die Entzündung ein wesentlicher Bestandteil des körpereigenen Abwehrmechanismus.

Aber nicht jede Form der Entzündung ist gleich. Der heimliche Saboteur, die chronische Entzündung, funktioniert auf einer anderen Zeitskala und mit einer anderen Intensität. Statt einer sofortigen und heftigen Reaktion wird sie zu einem schwachen Dauerfeuer, das unter der Oberfläche schwelt. Diese ständige Entzündung, die die meiste Zeit unbemerkt bleibt, trägt wesentlich zu dem stillen Kampf bei, den Frauen über 50 führen.

Im Gegensatz zu ihrem akuten Gegenstück ist die chronische Entzündung ein lang anhaltender Zustand des Ungleichgewichts und nicht nur eine vorübergehende Reaktion. Gewebe, Signalmoleküle und Immunzellen interagieren bei diesem Prozess auf komplizierte Weise. Eine akute Entzündung ist eine kontrollierte, lokal begrenzte Reaktion; eine chronische Entzündung hingegen betrifft jeden Teil des Körpers, einschließlich der Gelenke, Organe und sogar das Gehirn.

Um chronische Entzündungen wirksam bekämpfen zu können, müssen die ihnen zugrunde liegenden Ursachen gefunden und behandelt werden. Dies führt uns zum ersten Teil von Entzündung 101: eine grundlegende Erklärung. Die Kenntnis der Prozesse, die eine Entzündung auslösen und aufrechterhalten, ermöglicht es Frauen über 50, ihre Gesundheit und ihr Wohlbefinden selbst in die Hand zu nehmen.

Ein genauerer Blick auf chronische Entzündungen

Wenn chronische Entzündungen nicht in den Griff zu bekommen sind, können sie unbemerkt zu einer Reihe von Gesundheitsproblemen wie Herzerkrankungen, Arthritis und anderen Erkrankungen beitragen. Ihre heimtückische Eigenschaft besteht darin, dass sie sich unbemerkt fortsetzt und auf subtile Weise den unausweichlichen Alterungsprozess verursacht.

Denken Sie zum Beispiel an die Gelenke. Arthrose und andere Erkrankungen können die Folge einer chronischen Entzündung sein, die den Knorpel, der das Gelenk schützt, abnutzt. Sie kann die Ablagerung von Plaque im Herz-Kreislauf-System begünstigen und damit das Risiko einer Herzerkrankung erhöhen. Chronische Entzündungen im Gehirn werden mit neurodegenerativen Erkrankungen wie der Alzheimer-Krankheit in Verbindung gebracht.

Dieser unsichtbare Feind trägt ebenfalls zum Alterungsprozess bei. Unsere DNA kann sich durch wiederholte Exposition gegenüber einer entzündlichen Umgebung verändern und den Alterungsprozess unserer Zellen beschleunigen. Wenn wir nicht eingreifen, kann dieser sich selbst verstärkende Kreislauf aus Alterung, die eine Entzündung hervorruft, und Entzündung, die den Alterungsprozess beschleunigt, unsere goldenen Jahre trüben.

Identifizierung von Auslösern: Von der Ernährung zum Lebensstil

Es ist entscheidend, die Ursachen chronischer Entzündungen zu erkennen und zu bekämpfen, um den stillen Kampf zu beenden. Die Auslöser sind komplex und gehen häufig auf alltägliche Entscheidungen zurück, die in ihrer Gesamtheit die Belastung durch Entzündungen erhöhen.

Die Ernährung ist wichtig, denn sie ist die Grundlage für eine gute Gesundheit. Verarbeitete Lebensmittel mit einem hohen Anteil an ungesunden Fetten und Zucker können ein Entzündungsfeuer entfachen. Eine Ernährung mit einem hohen Anteil an Omega-3-Fettsäuren, Antioxidantien und einer großen Auswahl an Obst und Gemüse wirkt dagegen stark entzündungshemmend und fördert die allgemeine Gesundheit.

Auch Lebensstilentscheidungen haben einen großen Einfluss. Entzündungen werden durch sitzende Tätigkeiten verschlimmert, die in einer Zeit, in der Bildschirme und Bequemlichkeit den Tag beherrschen, weit verbreitet sind. Der Körper, der eigentlich mobil sein sollte, rebelliert dagegen, für längere Zeit unbeweglich zu sein. Andererseits verbessert regelmäßige Bewegung nicht nur die körperliche Gesundheit, sondern hat auch entzündungshemmende Eigenschaften, die vor dem Ansturm chronischer Entzündungen schützen.

Ein wichtiger Auslöser ist Stress, der auch der stille Dirigent des Entzündungsorchesters ist. Durch Stress ausgelöste Entzündungen gedeihen in dem unerbittlichen Tempo und der ständigen Konnektivität der Anforderungen des modernen Lebens. Cortisol, ein Hormon, das Entzündungen verschlimmern kann, wenn es im Übermaß ausgeschüttet wird, wird durch anhaltenden Stress ausgelöst. Der Einsatz von Stressreduzierungstaktiken, wie Achtsamkeitsübungen und ausreichend Schlaf, wird zu einer wirksamen Waffe im Kampf gegen chronische Entzündungen.

Der Zusammenhang zwischen Alter und Entzündung

Eine entscheidende Frage, die sich stellt, wenn wir das Labyrinth der Entzündungen durchqueren, ist diese: Ist das Zusammenspiel von Alter und Entzündung ein unvermeidlicher Aspekt des Alterns? Und damit kommen wir zum zweiten Teil von "Entzündung 101": die Entlarvung des Mythos der unvermeidlichen Entzündung.

Den Mythos der Unvermeidbarkeit enträtseln

Entgegen der landläufigen Meinung gibt es keine untrennbare Verbindung zwischen Entzündung und Alter. Das Altern ist unweigerlich mit einem progressiven Anstieg der Entzündung verbunden, aber dieser Trend ist nicht unveränderlich. Die Vorstellung, dass das Altern unvermeidlich ist, beruht auf einer Fehlinterpretation der komplexen Wechselwirkungen zwischen Altern und Lebensstil.

Studien haben gezeigt, dass Lebensstilentscheidungen wie Ernährung, körperliche Aktivität und Stressabbau einen erheblichen Einfluss darauf haben, wie sich Entzündungen im Laufe des Alterns entwickeln. Die Zeit allein schürt nicht immer die Flamme des Konflikts. Tägliche Entscheidungen haben eine kumulative Wirkung, die die Konfliktlast entweder erhöhen oder verringern kann.

Der Mythos vom unausweichlichen Ausgang der Dinge zerfällt, wenn er mit der Möglichkeit konfrontiert wird, Entscheidungen zu treffen. Frauen über 50 sind aktive Teilnehmerinnen, die den Stift in der Hand halten, mit dem sie das nächste Kapitel ihres Lebens schreiben, und nicht passive Beobachterinnen der Geschichte des Alterns. Indem wir mit dem Mythos aufräumen, geben wir Frauen das Selbstvertrauen, das Heft in die Hand zu nehmen und die Geschichte so umzuschreiben, dass sie ein lebendiges Altern frei von den Zwängen einer anhaltenden Entzündung ermöglicht.

Wie hormonelle Veränderungen dazu beitragen

Hormonelle Veränderungen spielen eine wichtige Rolle in dem komplexen Tanz zwischen Entzündung und Alter. Hormonelle Veränderungen während der Menopause, ein normaler und unvermeidlicher Aspekt des Alterns, wirken als Auslöser und beeinflussen die Entzündungsreaktion des Körpers bei Frauen.

In den Wechseljahren verliert das Östrogen, das früher ein Schutzschild war, seine Wirkung. Als Folge dieses hormonellen Auf und Ab wird der Körper anfälliger für Entzündungsauslöser. Der Rückgang des Östrogenspiegels verursacht eine systemische Veränderung, die sich auf alle Teile des Körpers auswirkt, nicht nur auf das Fortpflanzungssystem.

Östrogen hat neben seiner Rolle bei der Fortpflanzung auch entzündungshemmende Eigenschaften; es ist ein Moderator im Orchester der Entzündungen. Das empfindliche Gleichgewicht kippt und der Entzündungsreigen verstärkt sich, wenn sein Spiegel sinkt. Obwohl dies ein normaler Aspekt des Alterns ist, sind Frauen aufgrund dieses hormonellen Tanzes nicht zu einem Leben mit anhaltenden Entzündungen verdammt. Vielmehr wird dadurch deutlich, wie wichtig es ist, Strategien zu entwickeln, die speziell auf die Bedürfnisse von Frauen über 50 zugeschnitten sind.

In diesem Kapitel haben wir die Komplexität von Entzündungen erforscht, angefangen bei den Grundlagen bis hin zur Beziehung zwischen dem Altern und der Entzündungskaskade. Ausgestattet mit diesem Verständnis fahren wir fort, maßgeschneiderte Methoden zu untersuchen und die subtilen Taktiken zu erforschen, die es Frauen über 50 ermöglichen, die Kontrolle über ihre Gesundheit und ihr Wohlbefinden zurückzuerlangen.

Kapitel 4:
Die Wissenschaft der Erneuerung

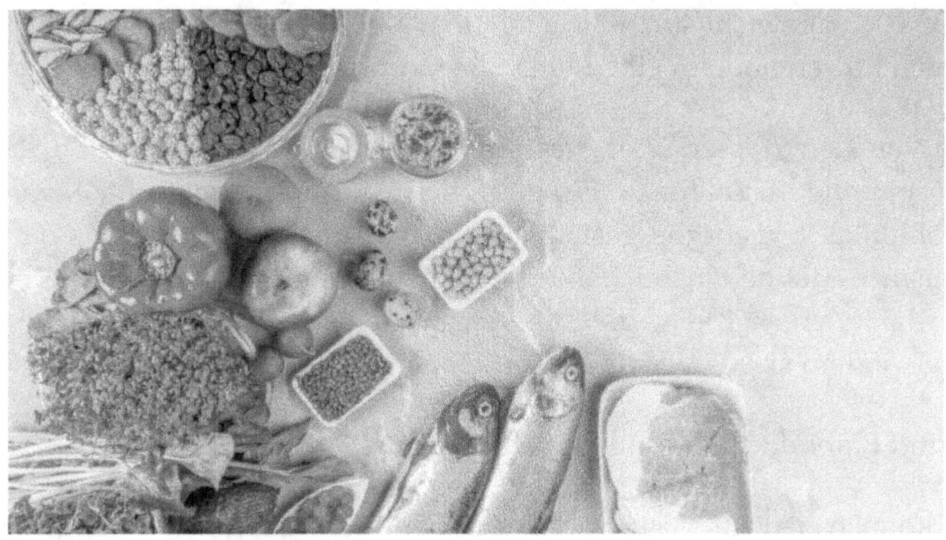

Die Suche nach einem entzündungshemmenden Leben für Frauen jenseits der 50 verlagert den Schwerpunkt auf den komplexen Bereich der Verjüngung. Dieses Kapitel befasst sich mit den Themen Darmgesundheit und den erholsamen Eigenschaften des Schlafs und beleuchtet deren bedeutende Auswirkungen auf Entzündungen und das allgemeine Wohlbefinden.

Die Rolle der Darmgesundheit

Der Darm, der oft als "zweites Gehirn" bezeichnet wird, ist ein komplexes Ökosystem, das aus Billionen von Mikroorganismen besteht, die sowohl für die Gesundheit als auch für Krankheiten wichtig sind. Die symbiotische Beziehung zwischen Entzündungen und dem Mikrobiom ist von zentraler Bedeutung für dieses komplexe Netz des Lebens.

Mikrobiom und Entzündungen: Eine symbiotische Beziehung

Die vielfältige Population von Bakterien, Viren und Pilzen im Darm, die als Mikrobiom bezeichnet wird, trägt aktiv zum Entzündungsgeschehen im Körper bei, anstatt nur als Zuschauer zu fungieren. Durch ihre Interaktionen mit dem Immunsystem beeinflusst diese mikroskopische Gemeinschaft das feine Gleichgewicht zwischen entzündungsfördernden und entzündungshemmenden Reaktionen.

Das Mikrobiom ist in einem symbiotischen Tanz an der Regulierung und Ausbildung des Immunsystems beteiligt. Eine ausgewogene Immunreaktion wird durch ein gesundes, vielfältiges Mikrobiom gefördert, das eine chronische Entzündung verhindert. Andererseits kann ein unausgewogenes oder beeinträchtigtes Mikrobiom dieses empfindliche Gleichgewicht stören und zu einer Kette von Ereignissen beitragen, die zu Entzündungen führen und auf eine Reihe von Gesundheitsproblemen hinweisen.

Der Erwerb von Kenntnissen über diese für beide Seiten vorteilhafte Beziehung ebnet den Weg für gezielte Maßnahmen. Ein gesundes Mikrobiom wird zu einem großen Teil durch Probiotika wiederhergestellt und aufrechterhalten, d. h. lebende Mikroorganismen, die bei ausreichender Zufuhr gesundheitliche Vorteile bieten. Diese hilfreichen Bakterien stärken die Abwehrkräfte des Darms gegen entzündliche Eindringlinge, indem sie als Verstärker wirken.

Probiotika und Präbiotika: Nahrung für den Darm

Probiotika können jedoch nicht ohne die Unterstützung ihrer Gegenspieler, der Präbiotika, gedeihen. Präbiotika sind unverdauliche Ballaststoffe, die die guten Bakterien im Magen ernähren. Präbiotika ernähren diese Mikroorganismen und fördern ein Umfeld, in dem sie gedeihen können, was die Widerstandsfähigkeit und Vielfalt des Mikrobioms erhöht.

Probiotika und Präbiotika bilden ein starkes Team zur Bekämpfung chronischer Entzündungen. Fermentierte Lebensmittel wie Kimchi und Joghurt sowie ballaststoffreiches Gemüse können regelmäßig in den Speiseplan aufgenommen werden, um die Darmgesundheit proaktiv zu unterstützen. Ziel ist es, nicht nur die Ursachen der Entzündung zu behandeln, sondern ein inneres Ökosystem aufzubauen, das Frauen über 50 vor dem stillen Kampf schützt, den sie führen.

Die Kraft des Schlafs entfesseln

Ein weiterer Aspekt der Wissenschaft der Erneuerung, der mit dem Aufgang des Mondes zum Vorschein kommt, ist die erholsame Kraft des Schlafes. Neben seiner verjüngenden Wirkung auf Stimmung und Energie erweist sich der Schlaf als ein wesentlicher Mechanismus im Kampf des Körpers gegen Entzündungen.

Schlaf als Heilungsmechanismus

Wenn wir schlafen, durchläuft der Körper einen bedeutenden Reparatur- und Heilungsprozess. Dies ist eine nächtliche Routine, die komplexe molekulare und zelluläre Prozesse mit sich bringt, die über den einfachen Schlaf hinausgehen. Wenn Sie tief schlafen, setzt der Körper Wachstumshormone frei, die die Aufrechterhaltung des Immunsystems, das Muskelwachstum und die Gewebereparatur fördern.

Zytokine, d. h. Proteine, die immunologische Reaktionen steuern, sind wichtige Akteure in diesem nächtlichen Orchester. Die Bildung und Freisetzung dieser Zytokine wird durch den Schlaf beeinflusst, insbesondere durch die Tiefschlafphasen. Die Aufrechterhaltung einer ausgewogenen Immunreaktion und die Verringerung von Entzündungen durch den komplexen Tanz der entzündungshemmenden Zytokine wird durch ausreichend guten Schlaf ermöglicht.

Schlafmangel hingegen stört dieses empfindliche Gleichgewicht und lässt die Waage zugunsten der entzündungsfördernden Zytokine kippen. Die Auswirkungen gehen über einen schlaflosen Morgen hinaus; anhaltende Schlafstörungen werden zu einem subtilen Faktor der Entzündungslast, die Frauen über 50 tragen.

Schaffung einer schlaffreundlichen Umgebung

Die Bedeutung des Schlafs anzuerkennen und eine schlaffreundliche Atmosphäre zu schaffen, ist eine wesentliche Voraussetzung, um seine Kraft voll auszuschöpfen. Dies bedeutet, gute Schlafhygienegewohnheiten zu entwickeln, die einen ausreichenden Schlaf sowohl in Bezug auf die Quantität als auch auf die Qualität unterstützen.

Ein regelmäßiger Schlafrhythmus, der die Schlafens- und Aufwachzeiten festlegt, um die innere Uhr des Körpers zu kontrollieren, ist der erste Schritt zur Schaffung einer schlaffreundlichen Umgebung. Melatonin, das Hormon, das den Schlaf-Wach-Rhythmus steuert, wird vermehrt produziert, wenn der Schlafplatz gemütlich und dunkel ist.

Die Invasion der Bildschirme signalisiert dem Körper, dass es Zeit ist, aufzuwachen, indem sie die Produktion von Melatonin durch die Emission von blauem Licht stört. Die Schaffung eines schlaffreundlichen Umfelds wird zwingend notwendig, wenn mindestens eine Stunde vor dem Schlafengehen ein digitaler Entzug durchgeführt wird.

Komfort und Temperatur sind ebenfalls wichtige Faktoren. Ein kühles Zimmer mit kuscheligem Bettzeug ist ideal für einen erholsamen Schlaf. Die Einführung von Entspannungsmethoden, wie Achtsamkeitsübungen oder Tiefenatmung, hilft Körper und Geist, in einen ruhigen Zustand zu kommen, der den Schlaf fördert.

Schlaf und Darmgesundheit werden zu wichtigen Fäden in dem komplexen Geflecht der Erneuerung. Dies sind die Eckpfeiler eines entzündungshemmenden Lebens für Frauen über 50, nicht nur Komponenten der Selbstfürsorge. Der Bereich des lebendigen Alterns gewinnt mit zunehmender Forschung an Dynamik und gibt Frauen das Wissen und die Werkzeuge an die Hand, die sie brauchen, um ihre Gesundheit in die Hand zu nehmen und die Verjüngung zu begrüßen, die mit jeder Mahlzeit und jeder Nacht kommt.

Kapitel 5: Umfassende Achtsamkeit

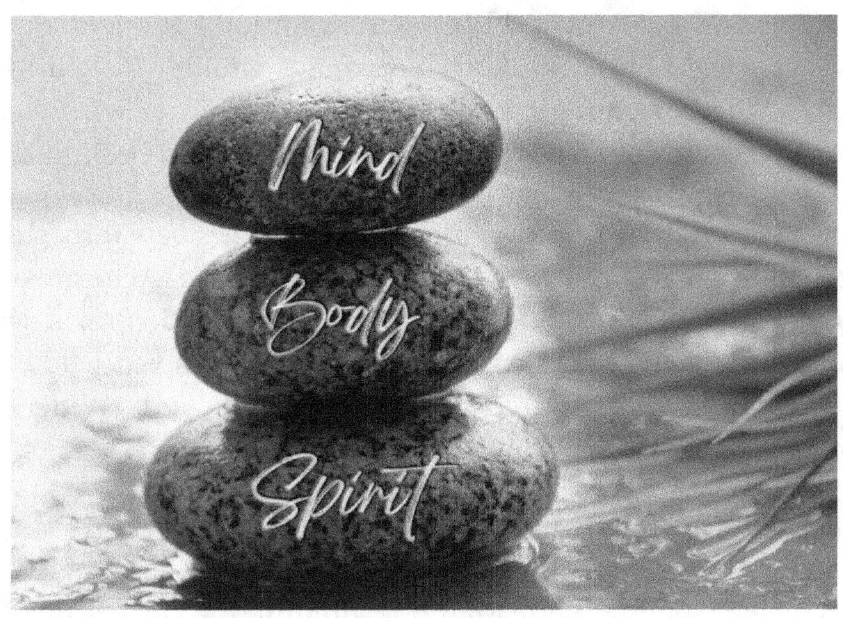

Die Aufmerksamkeit richtet sich nun auf die transformative Kraft der Achtsamkeit, einer Praxis, die über die Oberfläche hinausgeht und die komplexe Beziehung zwischen Geist und Körper erforscht, um ein ganzheitliches Wohlbefinden für Frauen über 50 zu erreichen. Die Verbindung zwischen Körper und Geist wird in diesem Kapitel als grundlegendes Element des Wohlbefindens untersucht, wobei der Schwerpunkt auf achtsamer Ernährung, Meditation und praktikablen Achtsamkeitsübungen liegt.

Verbindung zwischen Geist und Körper: Eine Säule des Wohlbefindens

Körper und Geist sind keine getrennten Einheiten, sondern in einem subtilen Tanz miteinander verwoben, der sich gegenseitig auf eine Weise beeinflusst, die weit über das hinausgeht, was auf den ersten Blick sichtbar ist. Die Verbindung zwischen Körper und Geist, ein Eckpfeiler des Wohlbefindens, der das Geheimnis eines entzündungshemmenden Lebens für Frauen über 50 enthält, basiert auf dieser Verflechtung.

Der Geist hat aufgrund seiner Vorstellungen, Gefühle und Wahrnehmungen einen erheblichen Einfluss auf den Körper. Die komplexen Wege, die der Geist nutzt, um mit dem Immunsystem, dem Nervensystem und dem Hormonhaushalt zu kommunizieren, sind durch die Forschung deutlich gemacht worden. Positive oder negative Emotionen können physiologische Reaktionen hervorrufen, die sich auf den allgemeinen Gesundheitszustand auswirken.

Auf der anderen Seite stehen Geist und Körper in Kommunikation. Emotionale Zustände können durch körperliche Empfindungen wie angespannte Muskeln oder Herzrasen beeinflusst werden. Die Beziehung zwischen Geist und Körper wird wechselseitig, ein dynamischer Austausch, bei dem jeder den anderen formt und beeinflusst.

Diese Beziehung zu erkennen und zu nutzen ist eine bewährte Idee, die durch wissenschaftliche Studien gestützt wird, und keine neue Idee. Achtsamkeit und Präsenz im gegenwärtigen Moment zu kultivieren, ist die grundlegende Praxis der Achtsamkeit. Sie wird zu einem Werkzeug, mit dem man sich im komplexen Feld der Verbindung zwischen Geist und Körper zurechtfindet und das zu Widerstandsfähigkeit, Ausgeglichenheit und letztlich zu Wohlbefinden führt.

Achtsames Essen: Die Beziehung zum Essen verändern

Achtsames Essen ist eine tiefgreifende Methode, um mit der Verbindung zwischen Geist und Körper zu arbeiten. Es ist eine Praxis, die über das reine Essen hinausgeht und die Beziehung zum Essen verändert.

In einer Welt, in der Multitasking und Schnelllebigkeit die Norm sind, werden Mahlzeiten häufig vernachlässigt und inmitten einer Vielzahl von Aktivitäten schnell verzehrt. Das Ergebnis ist eine Abkehr von der visuellen Erfahrung des Essens. Um dem entgegenzuwirken, ermutigt das achtsame Essen die Menschen, jeden Bissen zu würdigen und sich mit dem Geschmack, der Beschaffenheit und den Düften der Lebensmittel auf dem Teller auseinanderzusetzen.

Studien haben die weitreichenden gesundheitlichen Vorteile des achtsamen Essens aufgezeigt, zu denen eine bessere Verdauung und eine Abnahme des stressbedingten Essens gehören. Die Menschen werden sich ihrer Hunger- und Sättigungsgefühle bewusster, wenn sie langsamer und bewusster essen, was einen intuitiveren und ausgewogeneren Essstil fördert.

Hier geht es nicht um harte Regeln oder strenge Diäten. Vielmehr ist es eine Einladung, bewusst zu essen, die Nahrung zu genießen und den komplexen Tanz der Aromen auf dem Gaumen wahrzunehmen. Achtsames Essen zelebriert die Verbindung zwischen

Körper und Geist und erinnert daran, dass die Entscheidungen, die am Esstisch getroffen werden, Auswirkungen auf das allgemeine Wohlbefinden des Menschen haben.

Meditation und Achtsamkeitsübungen für das tägliche Leben

Durch Meditation und andere nützliche Techniken kann Achtsamkeit über die Essensumgebung hinaus in den Alltag Einzug halten. Obwohl Meditation als mystische oder esoterische Praxis angesehen wird, ist sie tatsächlich eine wissenschaftlich erwiesene Methode zur Verbesserung des Körper-Geist-Bewusstseins und zur Förderung des allgemeinen Wohlbefindens.

Die Forschung hat gezeigt, dass eine konsequente Meditationspraxis zu Veränderungen im Gehirn führen kann, die anatomische und funktionelle Anpassungen fördern, die eine bessere Aufmerksamkeit, weniger Stress und emotionale Kontrolle unterstützen. Bei der Bewältigung der komplexen Anforderungen des Lebens bietet Meditation Frauen über 50 einen Rückzugsort - eine Chance, eine Pause von der Hektik zu machen und wieder eine Verbindung mit dem gegenwärtigen Moment herzustellen.

Es gibt weitere Achtsamkeitsübungen außerhalb von strukturierten Meditationskursen. Zu den einfachen Übungen, die mühelos in den Alltag integriert werden können, gehören achtsames Gehen, Körperscans und bewusstes Atmen. Diese Routinen dienen als Anker, die den Menschen in die Gegenwart zurückbringen und ihm eine Pause vom Gedankenchaos und den äußeren Anforderungen verschaffen.

Ein weiteres Beispiel für Achtsamkeit ist die Schaffung eines schlaffreundlichen Umfelds, wie im vorigen Kapitel beschrieben. Es geht darum, den Wert eines erholsamen Schlafs zu schätzen, die Verbindung zwischen Geist und Körper zu akzeptieren und Techniken anzuwenden, die Gelassenheit und Ruhe vor dem Schlafengehen fördern.

Im Wesentlichen wird Achtsamkeit für Frauen über 50 zu einer Lebensweise - ein Prisma, durch das sie mit ihrem Körper, ihrem Geist und der Außenwelt interagieren können. Es geht nicht um Perfektion, sondern um die Entwicklung eines subtilen Bewusstseins, das in jeden Teil des Lebens eindringt. Achtsamkeit dient im Laufe des Lebens als Wegweiser, als Quelle der Stärke und als Anstoß für ein entzündungsfreies Leben.

Es ist eine Einladung, sich auf die Komplexität des Lebens einzulassen und nicht eine Aufforderung, sich von ihr zu lösen, während wir uns in den Bereichen der Achtsamkeit bewegen. Es erforscht die Verbindung zwischen Geist und Körper als eine mächtige Kraft für das Wohlbefinden und erinnert uns daran, dass wir die Fähigkeit haben, den Verlauf der Gesundheit zu verändern und das Leben in unseren stillen Momenten der Achtsamkeit in vollen Zügen zu genießen.

Kapitel 6:
Jenseits des Physischen

Die Erforschung des emotionalen Wohlbefindens ist bei der Suche nach einem entzündungshemmenden Leben für Frauen über 50 ebenso wichtig wie das körperliche Wohlbefinden. Dieses Kapitel dient als Fahrplan für die Navigation durch den zweiten Akt und gibt Ratschläge, wie man mit Veränderungen umgeht, sich mit anderen verbindet und ein Netzwerk der Unterstützung aufbaut.

Emotionales Wohlbefinden im zweiten Akt

Der zweite Lebensabschnitt, der häufig durch Veränderungen und Metamorphosen gekennzeichnet ist, wird von einer Reihe emotionaler Schwierigkeiten begleitet. Für Frauen, die diese dynamische Phase durchlaufen, ist emotionales Wohlbefinden entscheidend für ihr allgemeines Wohlbefinden und ihre psychische Gesundheit.

Bewältigung des Wandels: Übergänge bewältigen

Der Wandel ist ein notwendiger Reisebegleiter im zweiten Akt. Eine Reserve an emotionaler Belastbarkeit ist notwendig, um Veränderungen zu bewältigen, sei es in den Beziehungen, im Beruf oder in der Gesundheit. Das Ziel der Bewältigung von Veränderungen ist es, die notwendigen Fähigkeiten zu entwickeln, um sie mit Anmut und Flexibilität zu bewältigen, und nicht, um vor Unbehagen davonzulaufen.

Die Bedeutung des emotionalen Wohlbefindens für die Abschwächung der Auswirkungen von Lebensübergängen ist in der Forschung hervorgehoben worden. Entscheidend ist die Fähigkeit, sich an veränderte Bedingungen anzupassen, Stress zu kontrollieren und eine optimistische Einstellung zu bewahren. Die Akzeptanz von Veränderungen als notwendiger Bestandteil der sich entfaltenden Lebensgeschichte führt dazu, dass die eigene Perspektive von Widerstand zu Akzeptanz wechselt - eine starke Einstellung, die Frauen das Selbstvertrauen gibt, Veränderungen mit Stärke und einem offenen Herzen zu begegnen.

Wie im vorangegangenen Kapitel beschrieben, ist Achtsamkeit ein nützliches Instrument zur Bewältigung des Wandels. Indem sie es den Menschen ermöglicht, mit der Realität, in der sie sich befinden, zu interagieren, anstatt sie zu bekämpfen, fördert die Praxis, im Moment präsent zu sein, die Akzeptanz. Frauen über 50 können emotionales

Wohlbefinden als Katalysator für Wachstum und Veränderung nutzen, indem sie Veränderungen mit einer achtsamen Haltung akzeptieren.

Die Kraft der Verbindung: Aufbau eines unterstützenden Netzwerks

Innerhalb des komplexen Gefüges des emotionalen Wohlbefindens erweist sich die Verbindung als ein mächtiger Faktor. Im zweiten Akt wird der Aufbau und die Aufrechterhaltung eines Unterstützungsnetzes zu einer wichtigen Quelle für Mut, Empathie und Kameradschaft.

Der unmittelbare Familien- und Freundeskreis ist nicht die einzige Gruppe, die von Beziehungen profitieren kann. Die positiven Auswirkungen von sozialer Unterstützung auf die geistige und emotionale Gesundheit wurden in der Forschung wiederholt nachgewiesen. Der Kontakt zu Menschen, die die gleichen Interessen haben, sei es in Vereinen, Gemeinschaftsgruppen oder Internetforen, fördert das Gemeinschaftsgefühl und bietet ein Forum zum Erfahrungsaustausch.

Ein starkes Unterstützungssystem hilft Ihnen, die Hindernisse zu überwinden, die mit dem Eintritt in den zweiten Akt verbunden sind, wie z. B. gesundheitliche Probleme, Arbeitsplatzwechsel und das Syndrom des leeren Nestes. Die Frauen werden daran erinnert, dass sie auf ihrem Weg nicht allein sind, weil sie durch gemeinsame Geschichten und gegenseitige Unterstützung gestärkt werden.

Darüber hinaus werden die isolierenden Auswirkungen einer chronischen Entzündung durch Beziehungen ausgeglichen. Ein Netzwerk von Menschen, die einen unterstützen, kann dazu beitragen, den emotionalen Tribut zu verringern, den stille Kämpfe fordern. Ein Ort, an dem man über Erfahrungen, Sorgen und Erfolge sprechen kann, ist ein wirksames Mittel gegen die emotionalen Schwierigkeiten, die in schwierigen Zeiten auftreten können.

Im digitalen Zeitalter gibt es viele Möglichkeiten, Kontakte zu knüpfen. Frauen über 50 haben Zugang zu Plattformen wie virtuellen Versammlungen, Social-Media-Gruppen und Online-Communities, die es ihnen ermöglichen, mit anderen in Kontakt zu treten, die ähnliche Sorgen und Erfahrungen haben. Diese Online-Bereiche dienen als Brücke, die geografische Unterschiede überbrückt und ein Gefühl der Zugehörigkeit fördert.

Emotionales Wohlbefinden im zweiten Akt ist im Wesentlichen eine Gruppenaufgabe und keine individuelle Aufgabe. Es hat damit zu tun, dass man die Bedeutung der

Verbindung zu sich selbst und zu anderen Menschen zu schätzen weiß. Die Entwicklung von unterstützenden Netzwerken durch Frauen über 50 ebnet den Weg für emotionale Widerstandsfähigkeit, die als Eckpfeiler des Rahmens für einen entzündungshemmenden Lebensstil dient.

Wir werden daran erinnert, dass der Weg zum Wohlbefinden über die körperliche Gesundheit hinausgeht, wenn wir das emotionale Terrain erkunden. Der Weg zu einem lebendigen Altern wird durch emotionales Wohlbefinden erhellt, das Frauen auch das Selbstvertrauen gibt, die Herausforderungen des zweiten Aktes mit Anmut, Stärke und der Unterstützung eines unterstützenden Netzwerks zu meistern.

Kapitel 7:
Frühstücksrezepte

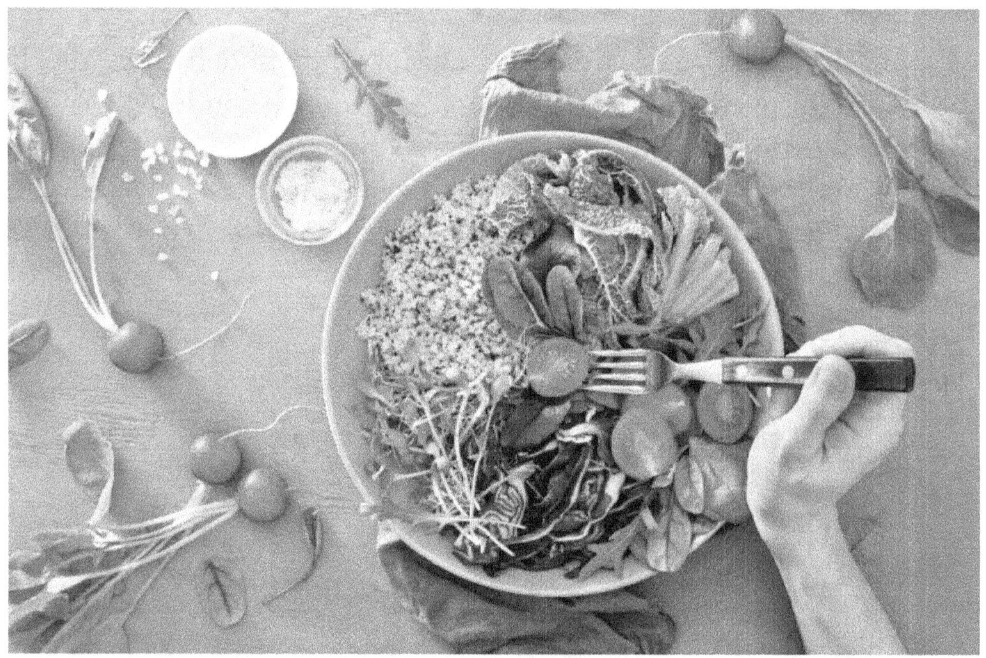

- Portionen: 6

Inhaltsstoffe

- Eine reife Avocado
- Ein Stück Toastbrot
- Ein großes Ei
- 5 Milliliter Weißweinessig
- Pfeffer und Salz nach Belieben

Anleitung

1. Eine kleine Menge gesalzenes Wasser zum Kochen bringen.
2. Wenn das Wasser kocht, gießen Sie den weißen Essig hinein und drehen Sie die Hitze herunter, so dass es nur noch leicht köchelt.

3. Das Ei in ein kleines Gefäß, z. B. eine Auflaufform, aufschlagen und beiseite stellen.
4. Benutzen Sie einen Löffel, um die Bildung eines Wirbels im kochenden Wasser zu initiieren.
5. Legen Sie das Ei in die Mitte des Whirlpools und achten Sie darauf, dass es nicht zerbricht.
6. Das Ei drei bis vier Minuten lang kochen und dabei darauf achten, dass das Eiweiß vollständig gar ist, das Eigelb aber seine flüssige Konsistenz beibehält.
7. Das pochierte Ei mit einem Schaumlöffel aus dem Wasser heben.
8. Das Stück Brot wurde getoastet und dann mit pürierter Avocado bestrichen.
9. Nach dem Pochieren die Eier auf den Avocado-Toast legen und mit Salz und Pfeffer würzen.
10. Genießen Sie Avocado auf Toast mit einem pochierten Ei für ein köstliches Frühstück.

2. Low Carb Pfannkuchen

- Portionen: 6

Inhaltsstoffe

- 10 Gramm Backpulver
- 60 Milliliter zuckerfreies Apfelmus
- 180 Gramm Weizenvollkornmehl
- 10 Milliliter geschmolzenes Kokosnussöl
- 5 Gramm Zucker
- Eine Prise Salz
- 360 Milliliter ungesüßte Mandelmilch
- 5 Milliliter Vanille-Essenz

Anweisungen

1. In einer großen Schüssel Mehl, Backpulver und Salz vermischen.
2. In einer normalen Rührschüssel Milch, Apfelmus, Öl, Zucker und Vanille verrühren.
3. In der Mitte der trockenen Zutaten eine Vertiefung bilden, die feuchten Zutaten hinzufügen und mit einem Schneebesen verrühren. Rühren Sie den Teig nicht um

und lassen Sie ihn zehn bis fünfzehn Minuten lang ruhen. Fluffige Pfannkuchen sind das Ergebnis des Backpulvers, das im Teig Blasen bildet, während er ruht.

4. In einer großen, mit Kochspray beschichteten Pfanne bei mittlerer Hitze backen. Ohne den Teig zu vermengen, für jeden Pfannkuchen etwa 60 ml Teig abmessen und in die Pfanne (oder auf den Grill) geben.
5. 2 bis 4 Minuten köcheln lassen, bis sich an der Oberfläche Blasen bilden und die Ränder trocken sind.
6. Auf der anderen Seite weitere zwei bis vier Minuten braten, bis sie goldbraun sind.
7. Den restlichen Teig auf die gleiche Weise zubereiten, dabei Kochspray in die Pfanne geben und die Hitze nach Bedarf reduzieren.

Nährwertangaben Fett 8,42 g; Eiweiß 4,9 g; Natrium 10 mg

3. Keto-Kurkuma-Milchshake

- Portionen: 1

Inhaltsstoffe

- 1 zuckerfreies Granulat
- 2,5 Gramm Zimt
- 350 Milliliter Kokosnussmilch
- Eiswürfel nach Bedarf
- 5 Gramm Kurkuma
- Salz nach Bedarf
- 2,5 Milliliter Kokosnussöl

Anweisungen

1. Mischen Sie ein zuckerfreies Pellet, ein Zimtpellet, ein Kurkumapellet, ein Ingwerpellet, ein Kokosmilchpellet, ein Kokosölpellet und 5 Gramm Salz in einem Kombinationsgefäß. Um einen cremigen Milchshake herzustellen, alle Zutaten zusammengeben und gut verrühren. Nach dem Umfüllen in Gläser streuen Sie Zimtpulver darüber. Dann gießen Sie den Milchshake in ein Glas, bis es fast voll ist, und bestreuen es mit Kurkuma und Zimt. Sie können auch kurz vor dem Servieren des Getränks ein paar Eiswürfel hineinwerfen.

Nährwertangaben Fett; 35 g, Eiweiß; 1,6 g,

- Portionen: 6

Inhaltsstoffe

- 10 Mehltortillas
- 1 (450 g) Dose gebratene Bohnen
- 450 Gramm Speck
- 10 Eier
- 225 Gramm geschredderter Cheddar-Käse

Anweisungen

1. Damit der Speck gleichmäßig gebräunt wird, bereiten Sie ihn in einer großen, tiefen Pfanne bei mäßig hoher Hitze zu. Nachdem das überschüssige Fett abgetropft ist, beiseite stellen. Während der Speck gart, die Tortillas im Ofen aufwärmen und mit Alufolie abdecken, damit sie nicht anbrennen.
2. Die Eier in einer gefetteten Pfanne braten, bis sie die gewünschte Konsistenz erreicht haben. Zum Wiederaufwärmen der Bohnen diese in einem Topf auf niedriger Stufe erhitzen.
3. Die Burritos werden zusammengesetzt, indem man eine Tortilla mit Bohnen bestreicht, mit zwei Stücken Speck, einem gebratenen Ei und etwas Käse belegt und dann zusammengerollt wird.
4. Die Tortillas um die Füllung wickeln, um Burritos zu machen, und dann servieren.

Nährwertangaben Fett 39,1 g; Eiweiß 25,6 g Natrium; 1180,9 mg.

5. Fettverbrennende Kokosnuss-Kekse

- Portionen: 6

Inhaltsstoffe

- 30 Gramm Mandelmehl
- 150 Gramm Sucralose-Süßstoff in Granulatform
- 3 Eier
- 5 Milliliter Mandelmilch

- 115 Gramm Butter
- 7,5 Milliliter Schlagsahne
- 5 Milliliter Mandelmilch
- 60 Gramm ungesüßte Kokosnussflocken
- 90 Gramm Kokosnussmehl
- 30 Gramm Mandelmehl
- 5 Gramm Backpulver

Anweisungen

1. Bereiten Sie den Ofen vor, indem Sie ihn auf 350 Grad Fahrenheit (180 Grad Celsius) (175 Grad C) vorheizen. Ein Backblech sollte mit Pergamentpapier ausgelegt werden.
2. Butter und Süßstoff in eine Schüssel geben und schaumig schlagen. Eier, Mandelmilch und Sahne in einem separaten Gefäß verquirlen, bis sie vollständig vermischt und glatt sind. Mit einem Löffel die Seiten der Schüssel abkratzen.
3. Backpulver, Kokosflocken, Kokosmehl, Mandelmehl und Salz sollten jeweils in einer eigenen Schüssel vermischt werden. Nach dem Hinzufügen des Buttergemischs dieses mit dem Mehl verquirlen, bis der Teig zu gelingen beginnt.
4. Rund 15 g Keksteig auf die vorbereiteten Backbleche geben. 17 Minuten lang backen, bis das Brot knusprig und goldbraun ist.
5. Die Kekse sollten drei Minuten lang auf dem Backblech abkühlen, bevor sie auf ein Drahtgitter gelegt werden, um den Kühlprozess abzuschließen.

Nährwertangaben Fett 8,9 g; Eiweiß 2 g; Natrium 210,9 mg

6. Spinat-Frittata

- Portionen: 4

Inhaltsstoffe

- 30 Milliliter natives Olivenöl extra
- Eine Prise frisch gemahlener Pfeffer
- 30 Milliliter in Scheiben geschnittene sonnengetrocknete Tomaten, optional
- 1 große Knoblauchzehe, zerdrückt
- Eine Prise Salz
- 56 Gramm Ziegenkäse

- 30 Gramm geriebener Parmesankäse
- 225 g oder mehr frischer, geschnittener Spinat (oder Babyspinat verwenden)
- 9 große Eier
- 1 normale Zwiebel, in Scheiben geschnitten (etwa 240 Milliliter)
- 30 Milliliter Milch

Anweisungen

1. In einer Schüssel Milch, Eier und Parmesankäse verquirlen. Salz und Pfeffer hinzufügen, gut vermischen und beiseite stellen.
2. In einer ofenfesten Antihaft-Pfanne das Olivenöl bei mittlerer Hitze erhitzen. Die in Scheiben geschnittene Zwiebel hinzugeben und 4 bis 5 Minuten lang braten, bis sie glasig ist.
3. Die sonnengetrockneten Tomaten und den zerdrückten Knoblauch unterrühren und eine weitere Minute kochen (falls verwendet). Den Spinat nach und nach, eine Handvoll nach der anderen, mit einer Zange unter die Zwiebeln mischen. Den Spinat so lange zugeben, bis er verwelkt ist.
4. Den verwelkten Spinat gleichmäßig auf dem Boden der Pfanne verteilen. Die Eimasse über die Zwiebeln und den Spinat gießen. Die Masse mit einem Löffel an den Seiten der Pfanne anheben, damit die Eimasse darunter fließen kann.
5. Ziegenkäsestückchen über die Frittata-Masse träufeln. Die Hitze auf niedrige Stufe reduzieren, die Pfanne abdecken und die Frittata 10 bis 13 Minuten lang auf dem Herd garen, bis sie bis auf die Mitte durchgebacken ist. Prüfen Sie mehrmals, ob die Frittata fest geworden ist; die Mitte sollte noch leicht gewellt sein.
6. Den Backofengrill vorheizen. Die Pfanne in das obere Drittel des Ofens schieben und 3 Minuten lang grillen, oder bis die Oberseite goldbraun ist.
7. Mit Topflappen aus der Pfanne nehmen und ein paar Minuten abkühlen lassen. Zum Servieren in Keile schneiden.

Nährwertangaben Fett 21; Eiweiß 23; Natrium 520mg;

7. Kürbiskuchen-Smoothie für das ganze Jahr

- Für 2 Personen

Zutaten:

- 1 Banane

- 120 Milliliter ungesüßter Kürbis aus der Dose
- 240 Milliliter Nussmilch nach Wahl
- 2 oder 3 Eiswürfel
- 2 gehäufte 15 Gramm Mandelbutter
- 5 Gramm gemahlener Zimt
- 5 Gramm gemahlene Muskatnuss
- 5 Milliliter reiner Ahornsirup
- 5 Milliliter Vanilleextrakt

Wegbeschreibung:

1. Banane, Kürbis, Nussmilch, Eis, Mandelbutter, Muskatnuss, Zimt, Ahornsirup und Vanille in einen Mixer geben und pürieren, bis alles glatt ist.
2. Nachdem das Gebräu in zwei große Gläser gegossen wurde, sollte es sofort serviert werden.

Ernährung: Kcals: 235 Fett: 11g; Standard: 27.8g; Protein: 5.6g

8. Allergenfreie Frühstückskekse

- Ergibt 10 Kekse

Zutaten:

- 3 sehr reife Bananen
- 120 Gramm Mandelbutter
- 30 Milliliter roher Honig
- 15 Milliliter Kokosnussöl, geschmolzen
- 10 Milliliter Vanilleextrakt
- 5 Gramm Backpulver
- 5 Gramm gemahlener Zimt
- 2,5 Gramm Salz
- 250 Gramm Haferflocken
- 130 g milchfreie halbsüße Schokoladenstückchen (optional)

Wegbeschreibung:

1. Bereiten Sie den Ofen vor, indem Sie ihn auf 350 Grad Fahrenheit (180 Grad Celsius) vorheizen.
2. Bereiten Sie den Boden eines großen Backblechs vor, indem Sie ihn mit Pergamentpapier auslegen.
3. Machen Sie ein Bananenpüree in einer großen Schüssel, indem Sie die Frucht mit einer Gabel oder einem Kartoffelstampfer zerdrücken.
4. Mischen Sie etwas Mandelbutter, Vanilleextrakt, Honig und geschmolzenes Kokosnussöl zusammen. Umrühren, bis alle Zutaten gut eingearbeitet sind.
5. Salz, Zimt und Backpulver einrühren, dann diese Zutaten hinzufügen. Wenn Sie die Schokoladenstückchen und die Haferflocken hinzufügen, tun Sie dies in getrennten Schüben und schlagen Sie zwischen den einzelnen Zugaben, bis alle Zutaten eingearbeitet sind.
6. Geben Sie haufenweise 15 Gramm Teig auf das vorbereitete Backblech, wobei zwischen den einzelnen Teigkugeln mindestens ein Zentimeter Platz sein sollte.
7. 10 bis 12 Minuten bei 400 Grad backen.
8. Nachdem Sie die Kekse aus dem Ofen genommen haben, sollten Sie sie fünf Minuten lang in der Form abkühlen lassen, bevor Sie sie auf ein Abkühlgitter legen.
9. In einem luftdicht verschlossenen Behälter sind die Kekse im Kühlschrank mehrere Tage haltbar.

Ernährung: Kcals: 306; Fett: 16g; Standard: 39g; Eiweiß: 7g

9. Puten-Ahorn-Frühstückswürstchen

- Ergibt 8 Würstchen

Zutaten:

- 450 Gramm Putenhackfleisch
- 22,5 Milliliter reiner Ahornsirup
- 5 Gramm Salz
- 2,5 Gramm frisch gemahlener schwarzer Pfeffer
- 2,5 Gramm Knoblauchpulver
- 2,5 Gramm getrockneter Oregano
- 1,25 Gramm rote Paprikaflocken

- 30 Milliliter Ghee

Wegbeschreibung:

1. Das Putenhackfleisch mit dem Ahornsirup, dem Salz, dem schwarzen Pfeffer, dem Oregano, dem Knoblauchpulver und den roten Paprikaflocken in einer großen Schüssel vermischen. Rühren Sie so lange, bis alle Zutaten gründlich vermischt sind und sich die Gewürze gleichmäßig in der Schüssel verteilt haben. Die Masse mit den Händen zu acht 1,3 Zentimeter dicken Patties formen.
2. Bereiten Sie das Essen in einer großen Pfanne vor, indem Sie sie bei mittlerer Hitze erhitzen. Das Ghee einrühren.
3. Wenn Sie die Truthahnpasteten hinzufügen, sollten Sie dies bei Bedarf schubweise tun. Etwa drei Minuten auf jeder Seite garen, oder bis das Essen gar ist.
4. Sie können ihn sofort servieren oder in einem luftdicht verschlossenen Glas im Kühlschrank bis zu drei Tage aufbewahren.

Ernährung: Kcals: 159; Fett: 10g; Standard: 3g; Protein: 16g

10. Chia-Kirsch-Hafer

- Für 2 Personen

Zutaten:

- 310 mL Nussmilch nach Wahl
- 60 ml normaler Vollmilchjoghurt
- 250 ml schnell gekochte Haferflocken
- 30 Gramm Chiasamen
- 8 frische Kirschen, entkernt und halbiert
- 30 Gramm Nussbutter nach Wahl
- 2,5 mL Vanilleextrakt

Wegbeschreibung:

1. In einer großen Schüssel Mandelbutter, Kirschmarmelade, Milch, Joghurt, Haferflocken, Chiasamen und Vanilleextrakt gründlich vermengen.

2. Das Gebräu sollte auf zwei Gläser mit Deckel aufgeteilt werden. Verschließen Sie den Behälter und stellen Sie ihn etwa fünfundzwanzig Minuten später in den Kühlschrank.

Ernährung: Kcals: 564; Gesamtfett: 32g; Gesättigtes Fett: 3g; Cholesterin: 4mg; Standard: 27g; Ballaststoffe: 13g; Protein: 22g

11. Frische Obstspieße mit Vanille-Joghurt-Sauce

- Für 4 Personen

Zutaten:

- 240 Milliliter Apfelraspel (2,5-Zentimeter-Würfel)
- 240 Milliliter zerdrückte Ananas (2,5-Zentimeter-Würfel)
- 8 kleine Erdbeeren, geschält
- 240 Milliliter gehackte Mango (2,5-Zentimeter-Würfel)
- 180 Milliliter Vanille-Vollmilchjoghurt
- 60 Milliliter Schlagsahne
- 2,5 Milliliter Vanilleextrakt

Wegbeschreibung:

1. Mango-, Ananas-, Apfel- und Erdbeerwürfel in der angegebenen Reihenfolge auf vier Holzspieße stecken. So fortfahren, bis alle Früchte verwendet wurden.
2. Joghurt, Sahne und Vanilleextrakt in einer kleinen Schüssel verquirlen. Die Spieße mit der Dip-Sauce servieren.

Ernährung: Kcals 162 Fett 7g Natrium 31mg Standard 22g Zucker 13g Protein 4g

12. Crepes mit Blaubeersoße

- Für 8 Personen

Zutaten:

- 4 große Eier
- 240 Milliliter Soja- oder Reismilch

- 355 Milliliter Wasser, geteilt
- 2,5 Gramm Salz
- 120 Gramm Dinkelmehl
- 45 Gramm geschmolzene Butter
- 1 normaler Apfel, geschält, entkernt und in dünne Scheiben geschnitten
- 1 normale Birne, geschält, entkernt und in dünne Scheiben geschnitten
- 320 Gramm Heidelbeeren
- 5 Gramm Stevia-Pulver
- 15 Gramm Speisestärke
- 5 Gramm gemahlener Zimt

Wegbeschreibung:

1. Eier, Sojamilch, Butter, Mehl und 120 Milliliter Wasser in einem Mixer zu einem glatten Teig verarbeiten. Den Teig für zwei Stunden oder über Nacht in den Kühlschrank stellen.
2. Fetten Sie eine 10-Zoll-Crepe-Pfanne mit Antihaft-Kochspray ein und heizen Sie sie bei mittlerer Hitze vor. Sobald die Pfanne erhitzt ist, 125 ml Teig in die Pfanne gießen und drehen, um den Boden zu beschichten. Etwa eine Minute lang backen, oder bis der Boden gebräunt ist.
3. Mit einem Spatel den Crêpe lösen und vorsichtig umdrehen. Weitere 30 Sekunden auf der anderen Seite backen. Den Vorgang wiederholen, bis der gesamte Teig verbraucht ist. Die Crêpes auf einen Teller stapeln und mit einem Tuch abdecken.
4. Apfel, Birne, Blaubeeren, Stevia und 180 Milliliter Wasser in einem normalen, schweren Kochtopf bei mittlerer Hitze zum Kochen bringen. Gelegentlich umrühren und kochen, bis es gerade anfängt zu kochen. Sobald das Obst weich ist, die Hitze auf niedrige Stufe reduzieren und etwa zehn Minuten lang köcheln lassen.
5. Die Speisestärke mit den restlichen 180 Millilitern Wasser verrühren. Die Maisstärkemischung zu der Fruchtmischung geben und etwa 30 Sekunden lang rühren, bis sie eindickt. Vom Herd nehmen und beiseite stellen und warm halten.
6. Die Hälfte der Fruchtmischung auf einen auf einem Teller ausgelegten Crêpe löffeln. Streuen Sie nach dem Zusammenklappen etwas Zimt auf den Crêpe. Wiederholen Sie den Vorgang mit den restlichen Crêpes, dem Zimt und der Sauce. Sofort servieren.

Ernährung: Kcals 197 Fett 7g Natrium 229mg Standard 27g Ballaststoffe 4g Zucker 11g Protein 7g

- Für 4 Personen

Zutaten:

- 2 große Eier oder 120 Milliliter Eiersatz
- 240 Milliliter Buttermilch
- 2 sehr reife normale Bananen, geschält und geschält
- 60 Gramm geschmolzene Butter
- 60 Gramm Allzweckmehl
- 60 Gramm 100%iges Weizenvollkornmehl
- 60 Gramm Haferkleie
- 10 Gramm Backpulver
- 2,5 Gramm Salz
- 60 g fein gehackte Pekannüsse

Wegbeschreibung:

1. Heizen Sie das Waffeleisen vor und besprühen Sie beide Seiten mit Kochspray, das ein Anhaften verhindert.
2. In einer großen Schüssel die Eier, die Buttermilch, die Bananen und die geschmolzene Butter etwa eine Minute lang verquirlen, bis der Teig glatt und gut vermischt ist. Die Konsistenz des Teigs sollte eher dick als flüssig sein. Nachdem Sie die trockenen Zutaten (Mehl, Haferkleie, Backpulver und Salz) eingearbeitet haben, schwenken Sie den Teig kurz, um sicherzustellen, dass alles gut eingearbeitet ist. Die Pekannüsse unter den Teig heben.
3. Backen Sie die Waffeln nach den Anweisungen des Herstellers. Halten Sie das Essen warm und servieren Sie es dann.

Ernährung: Kcals 457 Fett 24g Natrium 391mg Standard 49g Ballaststoffe 7g Zucker 10g Protein 13g

14. Brombeer-Buchweizen-Pfannkuchen

- Für 4 Personen

Zutaten:

* 60 Gramm Allzweckmehl
* 60 Gramm 100%iges Weizenvollkornmehl
* 60 Gramm Buchweizenmehl
* 45 Gramm Zucker
* 7,5 Gramm Backpulver
* 5 Gramm Backpulver
* 2,5 Gramm Salz
* 2 große Eier oder 120 Milliliter Eiersatz
* 45 Gramm geschmolzene Butter
* 360 Milliliter Buttermilch
* 10 Milliliter Pflanzenöl, aufgeteilt
* 160 Gramm Brombeeren

Wegbeschreibung:

1. In einer großen Schüssel Mehl, Zucker, Backpulver, Natron und Salz mischen.
2. Verquirlen Sie die Eier, die geschmolzene Butter und die Buttermilch in einer großen Schüssel.
3. Die Eimasse mit der Mehlmasse verrühren, bis sie sich gerade verbunden hat. Es ist in Ordnung, wenn es Klumpen gibt, vermeiden Sie es, zu viel zu vermischen.
4. Vermengen Sie die Eimasse mit der Mehlmasse, indem Sie rühren. Es werden sich Klumpen bilden, also nicht zu viel vermischen.
5. Erhitzen Sie 5 Milliliter Öl in einer großen Pfanne oder einem Bräter bei mittlerer Hitze. Für jeden Pfannkuchen etwa 80 Milliliter Teig in die erhitzte Pfanne oder den Bräter geben. Geben Sie ein paar Brombeeren auf die Oberfläche des Teigs. Nach zwei Minuten, oder wenn der Teig Blasen wirft, den Pfannkuchen wenden. Auf der anderen Seite eine weitere Minute backen. Den Vorgang mit dem restlichen Teig und den Brombeeren wiederholen und dabei das Öl in der Pfanne nach Bedarf anpassen.
6. Die Pfannkuchen warm halten und servieren.

Ernährung: Kcals 405 Fett 15g Natrium 390mg Standard 56g Ballaststoffe 3g Zucker 15g Protein 13g

Kapitel 8:
Rezepte für das Mittagessen

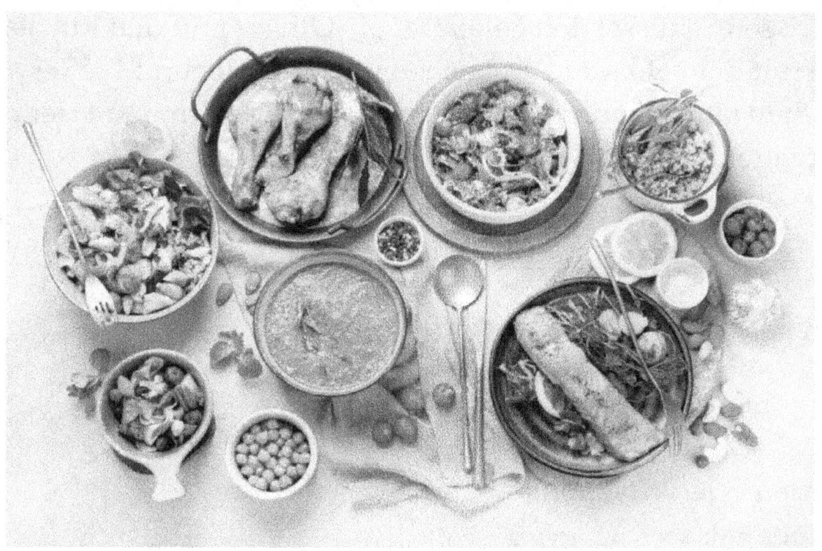

Inhaltsstoffe

- Zwei Hühnerbrüste ohne Haut und Knochen
- 30 Milliliter Olivenöl
- 5 Milliliter Knoblauch, gehackt
- 10 Milliliter Weißweinessig
- 950 Gramm frischer Rucola
- 10 Milliliter Zitronensaft, frisch gepresst
- 120 g entsteinte Kalamata-Oliven, halbiert
- 240 g Kirschtomaten, halbiert
- 120 Gramm Feta-Käse-Streusel
- Salz und frisch gemahlener Pfeffer, nach Geschmack

Wegbeschreibung

1. Heizen Sie den Grill auf Normaltemperatur auf.
2. Die Hähnchenbrüste mit 30 Milliliter Olivenöl bepinseln und fünf bis sieben Minuten auf jeder Seite grillen, oder bis sie gut durch sind. Das gegrillte Hähnchen

mit Salz und Pfeffer bestreuen. Lassen Sie das Hähnchen fünf Minuten ruhen, bevor Sie es in Scheiben schneiden.

3. In einer kleinen Schüssel Olivenöl, gehackten Knoblauch, Weißweinessig und frisch gepressten Zitronensaft vermengen.
4. In einer großen Schüssel den Fetakäse, die Oliven und den Rucola vermischen.
5. Den Salat mit dem Dressing anmachen und mit Salz und Pfeffer abschmecken.
6. Die gegrillte Hähnchenbrust in Scheiben schneiden und auf dem Salat anrichten. Sofort servieren.

16. Fisch-Tacos

- Portionen: 4

Inhaltsstoffe

- 500 g zerkleinerter Weißkohl
- 125 Milliliter Salsa
- 5 Gramm Salz
- 1,4 Kilogramm Buntbarschfilets
- 5 Gramm Chipotle-Paprika
- 1 Tomate, in Scheiben geschnitten
- 16 Maistortillas (5 Zoll)
- 10 Gramm schwarzer Pfeffer
- 1 Avocado - in Scheiben geschnitten
- 7,5 g frischer Koriander (in Scheiben geschnitten)
- 200 Gramm geriebener Käse
- Kochspray
- 5 Gramm Paprika
- 2 Zwiebeln (in Scheiben geschnitten)
- 125 Milliliter normaler fettfreier Joghurt
- 30 Milliliter Limettensaft
- 15 Gramm Knoblauchpulver

Anweisungen

1. Nachdem die Filets mit 30 ml Limettensaft eingerieben wurden, würzen Sie sie mit je 5 g Salz, Paprika, schwarzem Pfeffer und Knoblauchpulver. Fügen Sie 5 g gehackte Chipotle-Chilis hinzu. Das Filet sollte auf beiden Seiten mit Kochspray

bestrichen werden. Drehen Sie die Hitze auf eine Stufe knapp unter der Norm und ölen Sie die Grillroste ganz leicht ein. In einem Mixer oder einer Küchenmaschine den Joghurt, den Limettensaft, die Chipotle-Pfeffer und 30 Milliliter gehackten Koriander hinzufügen. So lange pürieren, bis alles gut vermischt ist. Beiseite stellen. Den Tilapia etwa sechs Minuten pro Seite auf dem heißen Grill garen, oder bis er sich mit einer Gabel leicht zerpflücken lässt. In einer Pfanne bei schwacher Hitze jede Maistortilla etwa eine Minute pro Seite garen. Der gegrillte Fisch wird auf Maistortillas mit Zwiebeln, Tomaten, Avocado und Käse sowie Salsa und Kohl-Limetten-Sauce serviert.

Nährwertangaben Fett 11 g; Eiweiß 31,5 g; Natrium 846,7 mg

17. Grüne Bohnen mit Zitrone

- Portion: 6

Inhaltsstoffe

- 500 g frische grüne Bohnen, abgespült und geputzt
- 60 Gramm gehobelte Mandeln
- 10 Gramm Zitronenpfeffer
- 30 Gramm Butter

Anweisungen

1. Die grünen Bohnen in einen Dampfgarer geben und diesen über einen Topf mit kochendem Wasser stellen, wobei der Boden einen Zoll hoch sein sollte. Kochen Sie sie zugedeckt etwa zehn Minuten oder bis sie fest, aber noch zart sind, und lassen Sie sie dann abtropfen. In der Zwischenzeit sollten Sie die Butter in einer Pfanne bei mittlerer Hitze schmelzen. Die Mandeln in einer Pfanne rösten und anschließend mit Salz und Pfeffer würzen. Geben Sie so viele grüne Bohnen dazu, dass sie bedeckt sind.

Nährwertangaben Fett 5,9 g; Eiweiß 2,3 g; Natrium 185,8 mg

- Portion: 8

Inhaltsstoffe

- 125 Milliliter geschnittenes frisches Basilikum
- 120 Milliliter Olivenöl
- 225 Gramm Ricotta-Käse
- 7,5 Gramm Salz
- 950 Milliliter Nudelsauce
- 1 Aubergine, in 3/4-Zoll-Scheiben geschnitten
- 170 Gramm geriebener Mozzarella-Käse
- 125 Milliliter geriebener Parmesankäse
- 1 Ei, verquirlt

Anweisungen

1. Die Auberginenscheiben auf beiden Seiten mit Salz bestreuen. Die Auberginenscheiben zum Schwitzen in ein Sieb mit einer Schale darunter legen, um die verdunstende Flüssigkeit aufzufangen. 30 Min. ruhen lassen. Die Backofentemperatur auf 175 Grad Celsius (350°F) einstellen. Ricotta, Mozzarella und 60 g Parmesankäse in einer mittelgroßen Schüssel vermengen. Das Ei und das Basilikum in einer Schüssel verrühren. Die Auberginen gründlich unter kaltem Wasser abspülen, um das restliche Salz zu entfernen. Erhitzen Sie 60 ml Olivenöl in einer großen Pfanne bei mittlerer Hitze und braten Sie eine Schicht Auberginen auf jeder Seite an. Den Vorgang mit den restlichen Auberginenscheiben wiederholen und bei Bedarf zusätzliches Öl hinzufügen. 375 g Spaghettisauce gleichmäßig in einer Auflaufform von 9 x 13 Zoll verteilen. Die Auberginenscheiben auf die Soße schichten. Die Hälfte der Käsemischung auf die Auberginenscheiben geben. Fahren Sie mit dem Stapeln fort, wenn Sie alle Auberginen- und Käsemischungen verbraucht haben. Die Schichten mit der restlichen Sauce bedecken und mit dem reservierten Parmesan bestreuen. Im vorgeheizten Backofen 30 bis 45 Minuten backen, bis die Sauce sprudelt.

Nährwertangaben Fett 17,1 g; Eiweiß 15 g; Natrium 671,6 mg

* Portionen: 6

Inhaltsstoffe

* 240 Milliliter frischer Spinat, oder nach Bedarf
* 1 kleine rote Zwiebel, in Scheiben geschnitten
* Eine Prise Paprika, oder mehr nach Bedarf
* Meersalz, je nach Bedarf
* Eine Prise zerstoßener roter Pfeffer, oder mehr nach Bedarf
* 30 Milliliter Olivenöl
* 2 Hähnchenbrusthälften ohne Haut, ohne Knochen, in Würfel geschnitten
* 2 Süßkartoffeln, geschält und in Scheiben geschnitten
* 125 Milliliter Hühnerbrühe, oder mehr nach Bedarf
* 2 Knoblauchzehen, zerdrückt

Anweisungen

1. In einem Topf bei mäßig starker Hitze das Olivenöl auf Temperatur bringen. Die Zwiebel und den Knoblauch bei starker Hitze etwa fünf Minuten lang anbraten, bis sie weich sind. Die Süßkartoffeln, das Hühnerfleisch, den Spinat, das Paprikapulver, den zerstoßenen roten Pfeffer und das Meersalz im Topf vermischen. Etwas Hühnerbrühe in den Topf geben und umrühren, wenn die Zutaten eher die Konsistenz eines Eintopfs annehmen sollen. Nachdem Sie die Brühe zum Kochen gebracht haben, reduzieren Sie die Hitze auf niedrige Stufe und köcheln Sie etwa eine halbe Stunde lang, bis die Kartoffeln weich sind und das Huhn durchgebraten ist, aber in der Mitte noch eine leichte rosa Farbe hat.

Nährwertangaben Fett 2,6 g; Eiweiß 9,6 g; Natrium 223 mg

20. Hühnersalat mit Walnüssen und Weintrauben

* Vorbereitungszeit: 25 Min. Kochzeit: 25 Min. Portionen: 4

Inhaltsstoffe

* 22,5 Milliliter Mayonnaise

- 2/3 Granny-Smith-Äpfel, in kleine Würfel geschnitten
- 22,5 Milliliter cremiges Salatdressing
- 85 g gehackte Walnüsse, oder nach Bedarf
- 1 Stange Staudensellerie, in Scheiben geschnitten
- 15 Milliliter Zitronensaft
- 37,5 Milliliter Vanillejoghurt
- 1,33 gekochte Hühnerbrüste, zerkleinert
- 1 rote Zwiebel, in Scheiben geschnitten
- 8,33 kernlose rote Weintrauben, halbiert

Anweisungen

1. Mischen Sie die Apfelstücke, die rote Zwiebel, die Walnüsse, das zerkleinerte Hühnerfleisch, den Sellerie und den Zitronensaft in einer großen Schüssel zusammen.
2. Mayonnaise, Salatdressing und Vanillejoghurt in einer separaten Schüssel verrühren, bis sie gut miteinander verbunden sind. Die Dressingmischung über das Hühnerfleisch träufeln und durchschwenken, um es zu überziehen.
3. Die frischen Weintrauben mit leichter Hand untermischen.

Nährwertangaben Fett 22,7 g; Eiweiß 17,7 g; Natrium 127,5 mg

21. Bohnen

- Ergibt 2½ Tassen

Zutaten:

- 225 Gramm getrocknete Bohnen
- Gefiltertes Wasser, zum Einweichen und Kochen
- Eine Prise Salz
- Gewürze, z. B. Lorbeerblätter, Knoblauch, Zwiebel, Kreuzkümmel (optional)

Anweisungen:

1. Die Bohnen in einer großen Glasschüssel mit Wasser übergießen. Salz hinzugeben und zugedeckt über Nacht auf der Arbeitsfläche einweichen lassen.

2. Die Bohnen nach dem Abtropfen gut abspülen. In einen großen Topf umfüllen und abschmecken (falls erforderlich).
3. Gießen Sie ein bis zwei Zentimeter Wasser über die Bohnen, stellen Sie den Topf auf hohe Hitze und bringen Sie ihn zum Kochen. Dann die Hitze auf niedrig stellen und eine Stunde lang köcheln lassen.
4. Prüfen Sie, ob die Bohnen gar sind, denn einige Sorten benötigen eine längere Kochzeit. Gegebenenfalls weiter köcheln lassen und alle zehn Minuten kontrollieren, ob sie gar sind. Verwenden Sie die Bohnen sofort in Suppen oder Chilis oder bewahren Sie sie bis zu einer Woche in einem luftdichten Behälter im Kühlschrank auf. Gekochte Bohnen können bis zu drei Monate lang eingefroren werden.

Nährwert: (½ Tasse) Kcals: 153; Gesamtfett: 1g; Gesättigtes Fett: 0g; Cholesterin: 0mg; Standard: 28g; Ballaststoffe: 7g; Protein: 10g

22. Gefüllte Portobello-Pilze

- Für 4 Personen

Zutaten:

- 8 Portobello-Pilze, entstielt und vorsichtig gesäubert
- 30 Milliliter Avocadoöl, aufgeteilt
- 1 kleine weiße Zwiebel, gehackt
- 2 Knoblauchzehen, gehackt
- 2,5 Gramm Salz
- 1,25 Gramm frisch gemahlener schwarzer Pfeffer
- 5 Gramm getrocknetes Basilikum
- 1 kleine Zucchini, geschält
- 1 rote Paprikaschote, gehackt

Wegbeschreibung:

1. Heizen Sie den Grill vor.
2. Ein Backblech mit Alufolie auslegen.
3. Nach dem Trocknen jede Pilzkappe mit 15 ml Avocadoöl einreiben. Die Pilze in die vorbereitete Pfanne legen und sechs Minuten lang grillen, dabei nach der Hälfte der Zeit wenden, damit sie auf beiden Seiten gleichmäßig gar werden.

4. In der Zwischenzeit die letzten 15 ml Avocadoöl in einer großen Pfanne bei mittlerer Hitze erwärmen.

5. Die Zwiebel, den Knoblauch, das Basilikum, das Salz und den Pfeffer fünf Minuten lang anbraten.

6. Die rote Paprika und die Zucchini hinzufügen und etwa fünf Minuten lang anbraten, bis alles gar ist.

7. Jede Pilzkappe mit der gleichen Menge der Gemüsemischung füllen und warm servieren.

Ernährung: Kcals: 131; Gesamtfett: 7g; Gesättigtes Fett: 1g; Cholesterin: 0mg; Standard: 13g; Ballaststoffe: 5g; Protein: 5g

23. Schwarze Bohnen auf gekeimten Mais-Tostadas

- Für 6 Personen

Zutaten:

- 1 (15-Unzen) Dose schwarze Bohnen, abgetropft und gut ausgespült
- 2,5 Gramm gemahlener Kreuzkümmel
- 2,5 Gramm Salz
- 2,5 Gramm Knoblauchpulver
- 1,25 Gramm rote Paprikaflocken
- Eine Prise frisch gemahlener schwarzer Pfeffer
- 15 Milliliter Avocadoöl
- 6 gekeimte Maistortillas
- 1 rote Paprika, in dünne Scheiben geschnitten
- 1/2 rote Zwiebel, in dünne Scheiben geschnitten
- 1 große Avocado, in Scheiben geschnitten
- 125 g Radieschen in Scheiben geschnitten
- Limettenspalten, zum garnieren

Wegbeschreibung:

1. In einer kleinen Pfanne bei mittlerer Hitze die schwarzen Bohnen erwärmen, dabei einige von ihnen leicht zerdrücken, damit sie sich besser verteilen lassen.

2. Knoblauchpulver, Kreuzkümmel, rote Paprikaflocken, schwarzen Pfeffer und Salz nach den anderen Gewürzen untermischen.

3. Erhitzen Sie das Avocadoöl in einer großen Pfanne auf normaler Flamme. Die Tortillas einzeln hineingeben und braten, bis sie durcherhitzt sind und auf beiden Seiten die gewünschte Knusprigkeit erreicht haben. Nehmen Sie sie aus der Pfanne, wenn sie die gewünschte Knusprigkeit erreicht haben. Die Tortillas auf eine begehbare Fläche legen.
4. In die Mitte jeder Tortilla einen Klecks des Bohnengemischs geben und servieren. Darauf ein paar dünne Scheiben Rettich, Avocado, Zwiebel und rote Paprika anrichten.
5. Sofort servieren und mit etwas Limettensaft beträufeln.

Ernährung: Kcals: 196; Gesamtfett: 7g; Gesättigtes Fett: 1g; Cholesterin: 0mg; Standard: 28g; Ballaststoffe: 7g; Protein: 6g

24. Zitronen-Kapern-Forelle mit karamellisierten Schalotten

- Für 2 Personen

Zutaten:

Für die Schalotten

- 2 Schalotten, in dünne Scheiben geschnitten
- 5 Milliliter Ghee
- Eine Prise Salz

Für die Forelle

- 15 Milliliter plus
- 5 Milliliter Ghee, aufgeteilt
- 2 Forellenfilets (4 Unzen)
- 60 Milliliter frisch gepresster Zitronensaft
- 45 mL Kapern
- 1,25 Gramm Salz
- Eine Prise frisch gemahlener schwarzer Pfeffer
- 1 Zitrone, in dünne Scheiben geschnitten

Richtung:

Für die Zubereitung der Schalotten

1. Schalotten, Ghee und Salz in einer großen Pfanne bei mittlerer Hitze 20 Minuten lang kochen, dabei alle 5 Minuten umrühren, oder bis die Schalotten vollständig verwelkt und karamellisiert sind.

So machen Sie die Forelle

2. Während die Schalotten kochen, 5 Milliliter Ghee in einer großen Pfanne bei mittlerer Hitze erhitzen.
3. Die Forellenfilets in die Pfanne legen. 3 Minuten auf jeder Seite braten oder bis die Mitte zart ist. Auf einen Teller geben und beiseite stellen.
4. In derselben Pfanne, in der die Forelle gebraten wurde, Kapern, Zitronensaft, Salz und Pfeffer hinzufügen. Zum Köcheln bringen. Die restlichen 15 Milliliter Ghee einrühren. Die Sauce über den Fisch geben.
5. Vor dem Servieren den Fisch mit Zitronenscheiben und den karamellisierten Schalotten garnieren.

Ernährung: Kcals: 399; Gesamtfett: 22g; Gesättigtes Fett: 10g; Cholesterin: 46mg; Standard: 17g; Ballaststoffe: 2g; Protein: 21g

25. Kabeljau in Kokosnusskruste mit Mango-Ananas-Salsa

- Für 4 Personen

Zutaten:

Für die Salsa

- 240 Milliliter gehackte Mango
- 240 Milliliter zerkleinerte Ananas
- 1/2 große Avocado, gehackt
- Saft von 1 Limette
- Eine Prise Salz
- Eine Prise Chilipulver

Für den Kabeljau

- 1 Ei
- 240 Milliliter ungesüßte getrocknete Kokosnuss
- 30 Milliliter Avocadoöl
- 4 (4 Unzen) Kabeljaufilets
- 5 Gramm Salz
- 2,5 Gramm Knoblauchpulver
- 0,25 Gramm Cayennepfeffer

Wegbeschreibung:

So wird die Salsa zubereitet

1. Mango, Avocado, Ananas, Limettensaft, Salz und Chilipulver in einer mittelgroßen Schüssel vorsichtig vermischen.

Den Kabeljau zubereiten

2. Das Ei in einer kleinen, flachen Schüssel aufschlagen. Die Kokosnuss in eine zweite, kleinere, flache Schale geben.
3. Jedes Kabeljaufilet gründlich mit Ei und Kokosnuss bestreichen, dann auf eine Platte legen.
4. Eine Prise Salz, Cayennepfeffer und Knoblauchpulver auf jedes Filet geben.
5. Erhitzen Sie das Avocadoöl in einer großen Pfanne bei mittlerer bis hoher Hitze.
6. Jedes Filet 4 bis 5 Minuten lang in der heißen Pfanne braten. Wenn das Fleisch anfängt, sich zu lösen, umdrehen und weitere 1 bis 2 Minuten auf dieser Seite braten. Auf eine Servierplatte geben.
7. Vor dem Servieren die Salsa auf jedes Filet geben.

Ernährung: Kcals: 369; Gesamtfett: 27g; Gesättigtes Fett: 14g; Cholesterin: 107mg; Standard: 18g; Ballaststoffe: 5g; Protein: 18g

Für 4 Personen

Zutaten:

Für die Avocado-Dip-Sauce

- 2 Avocados
- 60 Milliliter frisch gepresster Limettensaft
- 30 g frische Korianderblätter
- 30 Milliliter kaltgepresstes Olivenöl
- 5 Gramm Salz
- 5 Gramm Knoblauchpulver
- Eine Prise gemahlener Kreuzkümmel
- Frisch gemahlener schwarzer Pfeffer

Für die Fischstäbchen

- 180 Gramm Mandelmehl
- 5 Gramm Salz
- 2,5 Gramm Paprika
- 1,25 Gramm frisch gemahlener schwarzer Pfeffer
- 3 Eier
- 60 Milliliter Kokosnussöl
- 450 g Kabeljaufilets, in 4 cm lange, 1 cm dicke Streifen geschnitten
- Saft von 1 Zitrone

Wegbeschreibung:

Zubereitung der Avocado-Dip-Sauce

1. Avocados, Limettensaft, Koriander, Olivenöl, Salz, Knoblauchpulver, Kreuzkümmel und Pfeffer in einen Mixer oder eine Küchenmaschine geben. So lange mixen, bis alles gut vermischt ist.

So stellen Sie die Fischstäbchen her

2. Paprika, Pfeffer, Salz und Mandelmehl in einer kleinen, flachen Schüssel mischen. In einer anderen kleinen flachen Schüssel die Eier verquirlen.
3. Nachdem Sie die Fischstäbchen in das Ei getaucht haben, bestreichen Sie sie vollständig mit der Mandelmehlmischung.
4. Erhitzen Sie das Kokosöl in einer großen Pfanne bei mittlerer bis hoher Hitze.
5. Die Fischstäbchen nacheinander in die Pfanne geben. Braten, bis sie leicht gebräunt sind, ca. 2 Min. pro Seite. Auf zwei Teller geben.
6. Mit der Avocado-Dip-Sauce servieren und mit Zitronensaft beträufeln.

Ernährung: Kcals: 583; Gesamtfett: 50g; Gesättigtes Fett: 17g; Cholesterin: 200mg; Standard: 14g; Ballaststoffe: 8g; Protein: 25g

27. Gebratene Honig-Knoblauch-Muscheln

- Für 4 Personen / Vorbereitungszeit: 10 Min. / Kochzeit: 15 Min.

Zutaten:

- 450 g große Jakobsmuscheln, abgespült
- Eine Prise Salz
- Eine Prise frisch gemahlener schwarzer Pfeffer
- 30 Milliliter Avocadoöl
- 60 Milliliter roher Honig
- 45 Milliliter Kokosnuss-Aminos
- 2 Knoblauchzehen, gehackt
- 15 Milliliter Apfelessig

Wegbeschreibung:

1. Tupfen Sie die Jakobsmuscheln mit Papiertüchern trocken, bevor Sie sie mit Salz und Pfeffer würzen.
2. Erhitzen Sie das Avocadoöl in einer großen Pfanne bei mittlerer bis hoher Hitze.
3. Die Jakobsmuscheln in der Pfanne zwei bis drei Minuten auf jeder Seite anbraten oder bis sie gebräunt sind. Auf eine Platte geben, locker mit Folie abdecken, um die Wärme zu erhalten, und beiseite stellen.
4. In der gleichen Pfanne Essig, Knoblauch, Kokosnuss-Aminos und Honig vermengen. Sieben Minuten lang köcheln lassen, dabei gelegentlich umrühren, während die Flüssigkeit reduziert wird.

5. Die Jakobsmuscheln wieder in die Pfanne mit der Glasur geben. Leicht schwenken, um sie zu überziehen, dann heiß servieren.

Ernährung: Kcals: 383; Gesamtfett: 19g; Gesättigtes Fett: 3g; Cholesterin: 64mg; Standard: 26g; Ballaststoffe: 1g; Protein: 21g

28. Garnelen in Kokosnusskruste

- Für 4 Personen / Vorbereitungszeit: 10 Min. / Kochzeit: 6 Min.

Zutaten:

- 2 Eier
- 240 Milliliter ungesüßte getrocknete Kokosnuss
- 60 Gramm Kokosnussmehl
- 2,5 Gramm Salz
- 1,25 Gramm Paprika
- Eine Prise Cayennepfeffer
- Eine Prise frisch gemahlener schwarzer Pfeffer
- 60 Milliliter Kokosnussöl
- 450 g rohe Garnelen, geschält und entdarmt

Wegbeschreibung:

1. Die Eier in einer kleinen, flachen Schüssel verquirlen.
2. Kokosnuss, Kokosmehl, Cayennepfeffer, Paprika, Salz und schwarzen Pfeffer in einer separaten kleinen flachen Schüssel vermischen.
3. Erhitzen Sie das Kokosöl in einer großen Pfanne bei mittlerer bis hoher Hitze.
4. Die Garnelen mit einem Papiertuch trocken tupfen.
5. Jede Garnele am Schwanz festhalten und vorsichtig nacheinander in die Eimasse und dann in die Kokosnussmasse tauchen, bis sie bedeckt ist. In die erhitzte Pfanne geben. Jede Seite ein bis drei Minuten lang braten. Überschüssiges Öl abtropfen lassen und auf einen mit Papiertüchern ausgelegten Teller geben.

Ernährung: Kcals: 279; Gesamtfett: 2 0g; Gesättigtes Fett: 15g; Cholesterin: 258mg; Standard: 6g; Ballaststoffe: 3g; Protein: 19g

- Ergibt 8 Spieße / Vorbereitungszeit: 15 Min. / Garzeit: 10 Min.

Zutaten:

- 30 Milliliter Ghee, geschmolzen
- 5 Gramm Dijon-Senf
- 5 Gramm Knoblauchpulver
- 2,5 Gramm Salz
- 1,25 Gramm rote Paprikaflocken
- 680 g entbeinter Lachs ohne Haut, in 2-Zoll-Stücke geschnitten
- 2 Zitronen, in dünne Scheiben geschnitten
- 1 Bund Spargelstangen, harte Enden abgeschnitten, in 2-Zoll-Stücke geschnitten

Wegbeschreibung:

1. Auf dem Broiler erhitzen.
2. Ein Backblech kann mit Alufolie ausgekleidet werden, um die Reinigung zu erleichtern.
3. Bereiten Sie das Ghee vor, indem Sie es in einen kleinen Topf geben und bei mittlerer Hitze erhitzen.
4. Nach jeder Zutat den zerstoßenen roten Pfeffer, das Salz, den Senf und das Knoblauchpulver einrühren.
5. Auf jedem Spieß sollten ein Stück Lachs, eine umgedrehte Zitronenscheibe und zwei Spargelstangen liegen. Fahren Sie fort, bis alle Zutaten aufgebraucht sind, und verwenden Sie die Spieße, die noch vorhanden sind. Legen Sie die Spieße in einer einzigen Schicht auf das vorbereitete Backblech und bestreichen Sie jeden einzelnen mit der Kombination aus Ghee und Gewürzen.
6. Vier Minuten lang unter dem Grill garen. Die Spieße nach dem Umdrehen weitere vier Minuten auf dieser Seite grillen.

Nährwerte: (2 Spieße) Kcals: 250; Gesamtfett: 9g; Gesättigtes Fett: 5g; Cholesterin: 68mg; Standard: 4g; Ballaststoffe: 2g; Protein: 38g

Kapitel 9: Abendessen-Rezepte

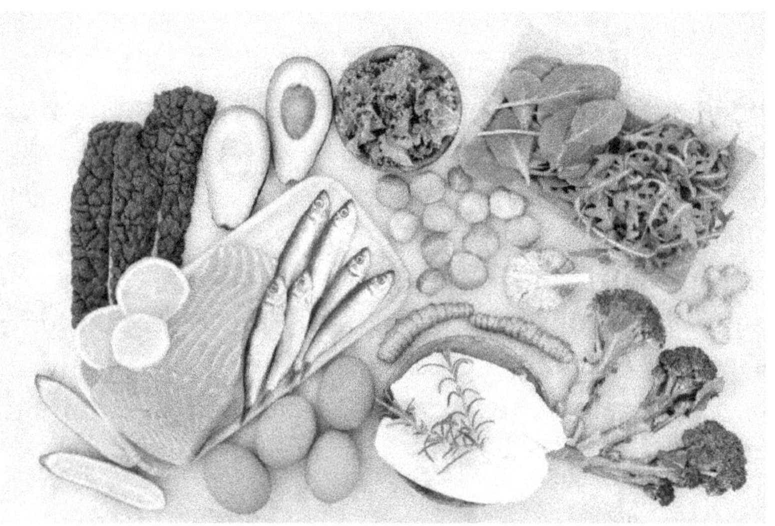

30. Hähnchen mit Blumenkohl-Reis-Auflauf

- Vorbereitungszeit: 60 Min. Kochzeit: 25 Min. Portionen: 2

Inhaltsstoffe

- 225 Gramm zerkleinerte gekochte Hühnerbrust
- 1,25 Gramm Cayennepfeffer
- 30 Gramm Knoblauchpulver
- 2,5 Gramm gemahlener Pfeffer
- 170 g Frischkäse, erweicht
- 1,25 Gramm Salz
- 1 Packung (340 g) Blumenkohlwürfel
- 120 Gramm Frühlingszwiebeln
- 5 Gramm trockener Senf
- 5 Gramm getrockneter Oregano
- 5 Gramm Zwiebelpulver
- 180 Gramm geschredderter Cheddar-Käse

Anweisungen

1. Die Temperatur im Backofen sollte auf 200 Grad Celsius eingestellt sein. Die Innenseite einer Auflaufform mit Kochspray bestreichen. Den Blumenkohl in ein Gefäß geben, das in der Mikrowelle erhitzt werden kann, ohne dass er beschädigt wird. Dicht abdecken und vier Minuten lang auf höchster Stufe garen, dabei prüfen, ob er durchgebraten ist. In einer großen Schüssel Frischkäse, Knoblauchpulver, Oregano, Senf, Pfeffer, Zwiebelpulver, Salz und Cayennepfeffer vermischen. 120 g Frühlingszwiebeln hinzugeben und verrühren, bis alles gut vermischt ist. Mit einem elektrischen Mixer eine Minute lang bei normaler Geschwindigkeit mixen, oder bis die Masse völlig glatt ist. Das Hähnchen, den Blumenkohl und eineinhalb Unzen Cheddar-Käse in einem Mixbehälter vermischen. Etwa die Hälfte des Gemischs in die vorbereitete Auflaufform geben. Legen Sie ein Blatt Folie darüber und streuen Sie die letzten 60 Gramm Cheddar-Käse darüber. Etwa 30 Minuten lang backen, bis der Käse Blasen wirft. Wenn der Käse die gewünschte Farbe erreicht hat, den Deckel abnehmen und die Form weitere zehn Minuten im Ofen lassen. Nachdem Sie die Auflaufform aus dem Ofen genommen haben, bedecken Sie die Oberfläche mit den sechzig Gramm Frühlingszwiebeln, die noch übrig sind. Vor dem Servieren eine Ruhezeit von zehn Minuten einhalten.

Nährwertangaben Fett 13 g; Eiweiß 32 g; Natrium 439 mg;

31. Curry aus Linsen und Gemüse

- Vorbereitungszeit: 60 Min. Kochzeit: 25 Min. Portionen: 2

Inhaltsstoffe

- 300 g (1 kleine) Aubergine, in 2,5 cm große Würfel geschnitten
- 15 mL Olivenöl
- 180 g getrocknete Linsen nach französischer Art
- 1 große Zwiebel, in dünne Scheiben geschnitten
- 400 g (halbwegs) Blumenkohl, in kleine Röschen geschnitten
- 120 ml fettarmer Naturjoghurt, zum Servieren
- halber salzreduzierter Gemüsebrühwürfel, zerkrümelt
- 150 g grüne Bohnen, getoppt, halbiert
- 400 g in Scheiben geschnittene Tomaten ohne Salzzusatz

- 30 Gramm Korma-Paste
- 100 g Champignons, halbiert
- 2 Knoblauchzehen, zerdrückt
- 125 Gramm gehackter Koriander
- 125 ml Wasser
- 2 kleine Vollkornfladen, halbiert, zum Servieren

Anweisungen

1. In einer großen, tiefen Antihaft-Pfanne oder einem großen, tiefen Kochtopf das Öl bei mittlerer Hitze erhitzen. Unter häufigem Rühren 3-4 Minuten braten, bis Zwiebel und Knoblauch weich sind und eine leicht goldene Farbe angenommen haben. Die Linsen und die Korma-Paste in einen Behälter geben und vermischen. Unter regelmäßigem Rühren eine Minute lang kochen. Die Tomaten, das Wasser und den Brühwürfel in einen anderen Behälter geben. Das Wasser erhitzen, bis es kocht. Zehn Minuten bei niedriger Hitze und geschlossenem Deckel kochen. Champignons, Auberginen und Blumenkohl in einen Behälter geben und umrühren. Fünfzehn Minuten lang zugedeckt kochen. Nach dem Hinzufügen der Bohnen gründlich umrühren. Weitere fünf Minuten zugedeckt kochen, bis das Gemüse weich ist. Die Pfanne von der Kochstelle nehmen. Den Koriander nach dem Hinzufügen unterrühren. Mit Joghurt und Fladenbrot servieren.

Nährwertangaben Fett 4,2 g; Eiweiß 6,2 g; Natrium 416 mg;

32. Honig-Knoblauch-Garnelen

- Vorbereitungszeit: 15 Min. Kochzeit: 5 Min. Portionen: 4

Inhaltsstoffe

- 450 g mittelgroße Garnelen
- 60 mL Sojasauce
- 45 ml Olivenöl
- geschnittene grüne Zwiebel
- 80 Gramm Honig
- 2 Knoblauchzehen, zerdrückt
- 5 Gramm zerkleinerter Ingwer

Anweisungen

1. Ingwer, Knoblauch, Sojasoße und Honig in einer Auflaufform in Standardgröße vermengen. Eine Hälfte wird zum Braten der Garnelen verwendet, die andere Hälfte für die Marinade. Legen Sie die Garnelen in einen großen Beutel oder einen verschließbaren Behälter. Die Garnelen mit der Hälfte der Marinade/Soße bedecken, gut schütteln oder rühren und mindestens 15 Minuten oder bis zu 8 Stunden in den Kühlschrank stellen. Die restliche Marinade abdecken und im Kühlschrank aufbewahren. Erhitzen Sie das Olivenöl in einer Pfanne bei mittlerer bis hoher Hitze. Die Garnelen in die Pfanne geben (die verwendete Marinade abtropfen lassen) und 45 Sekunden auf einer Seite und dann 45 Sekunden auf der anderen Seite braten. Die restliche Marinade/Soße hinzugeben und weitere ein bis zwei Minuten kochen, oder bis die Garnelen durchgebraten sind. Servieren Sie die Garnelen auf braunem Reis mit gedünstetem Gemüse, der entstandenen Marinadensauce und grünen Zwiebeln als Beilage.

Nährwertangaben Fett 3,8 g; Eiweiß 28,7 g; Natrium 1.118,9 mg

33. Putenfleischbällchen und Grünkohlsuppe

- Vorbereitungszeit: 5 Min. Kochzeit: 15 Min. Portionen: 2

Inhaltsstoffe

- 225 g gemahlener Truthahn
- Olivenöl
- Knochenbrühe für die Suppe
- 1 Flachs-Ei
- 60 g Mandelmehl

Anweisungen

1. Alle Zutaten in einer Auflaufform in Standardgröße vermengen und die Gewürze nach Geschmack anpassen. In einem normalen Kochtopf das Fleisch in Olivenöl anbraten, aber nicht durchgaren. Das Fleisch wird in der Brühe weitergaren, bis sie kocht. In der von Ihnen bevorzugten Knochenbrühe mit zerdrücktem Knoblauch, Salz, Pfeffer, roten Paprikaflocken und italienischen Gewürzen kochen. Sobald die Flüssigkeit kocht, die Putenfleischbällchen, zwei Handvoll

geschnittenen Grünkohl und die Karotten hinzufügen. Zehn Minuten lang auf kleiner Flamme kochen lassen und dann servieren.

Nährwertangaben Fett 6,0 g; Eiweiß 14,8 g; Natrium 110,2 mg;

34. Hähnchen Provolone

- Vorbereitungszeit: fünf Min. Kochzeit: 25 Min. Portionen: vier

Inhaltsstoffe

- vier Scheiben Provolone-Käse
- 1,25 Gramm Pfeffer
- 4 dünne Scheiben Prosciutto oder Delikatessschinken
- Kochspray mit Buttergeschmack
- 8 frische Basilikumblätter
- vier entbeinte Hähnchenbrusthälften ohne Haut (je 113 g)

Anweisungen

1. Das Hähnchen mit Salz und Pfeffer würzen.
2. Das Hähnchen in einer großen, mit Kochspray bestrichenen Pfanne vier bis fünf Minuten auf jeder Seite braten, oder bis das Thermometer 74°C anzeigt.
3. Käse, Prosciutto und Basilikum auf einem nicht gefetteten Backblech verteilen.
4. Ein bis zwei Minuten lang, oder bis der Käse geschmolzen ist, 15 bis 20 Zentimeter von der Hitze entfernt grillen.

Nährwertangaben Fett 6g; Eiweiß 33g; Natrium 435mg

35. Spaghetti Diablo mit Shrimps

- Vorbereitungszeit: fünf Min. Kochzeit: 25 Min. Portionen: vier

Inhaltsstoffe

- 2,5 ml Olivenöl
- 1/2 Zwiebel, in Scheiben geschnitten
- 1 Dose gehackte Tomaten

- 60 ml Weißwein
- 170 g gekochte Garnelen
- Salz und gemahlener schwarzer Pfeffer
- 1/2 grüne Paprika, in Scheiben geschnitten
- 60 g geriebener Pecorino-Romano-Käse
- 1/2 gelbe Paprika, in Scheiben geschnitten
- 113 g Spaghetti
- 1,25 Gramm getrockneter Oregano
- 3 Knoblauchzehen, zerdrückt
- 1,25 Gramm rote Paprikaflocken
- 60 ml geschnittene frische Petersilie, geteilt
- 1,25 Gramm getrocknetes Basilikum

Anweisungen

1. Das Öl in einem holländischen Ofen bei mäßig starker Hitze erhitzen. Gelbe und grüne Paprika, Zwiebeln und Knoblauch in heißem Öl unter Rühren 5 bis 7 Minuten lang anbraten, bis sie weich sind.
2. Mit Salz und Pfeffer würzen.
3. Die Hitze auf niedrige Stufe reduzieren und den holländischen Ofen abdecken, nachdem das Paprikagemisch, die Tomaten, der Weißwein, 60 ml Petersilie, Oregano, Basilikum und rote Pfefferflocken zum Kochen gebracht wurden.
4. Etwa zwei Stunden köcheln lassen, dabei häufig umrühren, oder bis die Tomaten sehr weich sind.
5. Einen großen Topf mit Salzwasser zum Kochen bringen. Die Spaghetti etwa zehn Minuten kochen, bis sie bissfest sind.
6. Weitere 2 bis 4 Minuten köcheln lassen, dabei regelmäßig umrühren, oder bis die abgetropften Nudeln und Garnelen durchgekocht sind, sich aber noch fest anfühlen.
7. Vor dem Servieren mit dem restlichen Pecorino-Romano-Käse und der Petersilie bestreuen.

Nährwertangaben Fett 3,5 g; Eiweiß 29 g; Natrium 233 mg

- Für 4 Personen / Vorbereitungszeit: 5 Min. / Kochzeit: 10 Min.

Zutaten:

Für das Pesto

- 40 g fest verpackte frische Basilikumblätter
- 150 g gehackte Zucchini (siehe Zubereitungstipp)
- 30 g geschälte Sonnenblumenkerne, plus mehr zum Garnieren
- 2 Knoblauchzehen
- 120 ml natives Olivenöl extra, aufgeteilt
- 25 g geriebener roher Parmesankäse
- 5 ml frisch gepresster Zitronensaft
- 1,25 ml Salz
- Frisch gemahlener schwarzer Pfeffer

Für die Nudeln

- 225 g Buchweizennudeln
- Gefiltertes Wasser, zum Kochen der Nudeln

Wegbeschreibung:

Für die Zubereitung des Pesto

1. Knoblauch, Zucchini, Sonnenblumenkerne, Basilikum und 60 ml Olivenöl in eine Küchenmaschine (oder einen Mixer) geben. Fünfzehn Sekunden lang mixen.
2. Parmesankäse, Zitronensaft, Salz und Pfeffer zum Würzen untermischen. Zum Pürieren pulsieren.
3. Während die Küchenmaschine (oder der Mixer) arbeitet, nach und nach die restlichen 60 ml Olivenöl hinzugeben, bis alle Bestandteile gründlich vermischt sind.

Für die Zubereitung der Pasta

4. Zum Kochen der Nudeln die Anweisungen auf der Packung befolgen.

5. Geben Sie so viel Pesto über die Nudeln, wie Sie möchten, bestreuen Sie sie mit Sonnenblumenkernen und servieren Sie sie.

Ernährung: Kcals: 548; Gesamtfett: 35g; Gesättigtes Fett: 6g; Cholesterin: 5mg; Standard: 45g; Ballaststoffe: 3g; Protein: 10g

37. Zucchini-Nudeln mit geplatzten Kirschtomaten und Knoblauch

- Für 6 Personen / Vorbereitungszeit: 10 Min. / Kochzeit: 5 Min.

Zutaten:

- 30ml Avocadoöl
- 2 normale Zucchini, mit einem Gemüseschäler in lange Stränge geschält oder spiralisiert (siehe Kochtipp)
- 1,25 ml Salz
- Frisch gemahlener schwarzer Pfeffer
- Geplatzte Kirschtomaten mit Knoblauch (hier)

Wegbeschreibung:

1. In einer großen Pfanne oder Sauteuse das Avocadoöl bei mittlerer Hitze auf Temperatur bringen.
2. Während die Zucchini ein bis zwei Minuten lang gerührt werden, mit Salz und Pfeffer abschmecken. Die Wärmequelle außer Betrieb setzen.
3. Nach der Zugabe von Knoblauch und Tomaten ist das Gericht servierfertig.

Ernährung: Kcals: 93; Gesamtfett: 5g; Gesättigtes Fett: 1g; Cholesterin: 0mg; Standard: 11g; Ballaststoffe: 3g; Protein: 2g

38. Kichererbsen-Curry auf die Schnelle

- Für 4 Personen / Vorbereitungszeit: 15 Min. / Kochzeit: 15 Min.

Zutaten:

- 2 kleine weiße Zwiebeln, gehackt
- 2 Knoblauchzehen, gehackt

- 30ml Avocadoöl
- 1 rote Paprikaschote, gehackt
- 360ml Gemüsebrühe
- 15ml Currypulver
- 2,5 ml Salz
- 400 g gekochte Kichererbsen, abgespült und abgetropft
- 1 normaler Apfel, geschält
- 60 g goldene Rosinen
- 60 g Cashewnüsse, grob gehackt
- 120 ml normaler Vollmilchjoghurt (optional)

Wegbeschreibung:

1. Zwiebeln und Knoblauch in Avocadoöl zwei bis drei Minuten bei mittlerer Hitze in einer großen Pfanne anbraten, bis sie durchsichtig werden.
2. Die rote Paprika fünf Minuten lang anbraten, nachdem sie hinzugefügt wurde.
3. Salz, Currypulver und Brühe hinzufügen, umrühren und köcheln lassen.
4. Nach dem Hinzufügen der Rosinen, des Apfels und der Kichererbsen fünf Minuten lang kochen.
5. Unmittelbar vor dem Ausschalten des Herdes die Cashewnüsse unterrühren. Heiß servieren und mit Joghurt bestreichen (falls verwendet), um die Intensität der Gewürze zu mildern.

Ernährung: Kcals: 422; Gesamtfett: 18g; Gesättigtes Fett: 3g; Cholesterin: 6mg; Standard: 55g; Ballaststoffe: 11g; Protein: 11g

39. Kichererbsen & Tahini-Salatblätter

- Für 2 Personen / Vorbereitungszeit: 15 Minuten

Zutaten:

- 1 Dose (400 g) Kichererbsen, abgetropft und gut abgespült
- 1 Staudensellerie, gehackt
- 1/2 Schalotte, gehackt
- 1 grüner Apfel, entkernt und geschält
- 45 g Tahini (Sesampaste)
- 10 ml frisch gepresster Zitronensaft

- 5 g roher Honig
- 5ml Dijon-Senf
- Eine Prise Salz
- Gefiltertes Wasser, zum Verdünnen
- 4 Blätter Römersalat

Wegbeschreibung:

1. Kichererbsen, Apfel, Tahini, Zitronensaft, Honig, Senf, Sellerie und Schalotte in einer Schüssel von etwa Standardgröße vermengen. Mit Salz abschmecken. Wenn mehr Flüssigkeit benötigt wird, können Sie dem Gemisch Wasser hinzufügen.
2. Die Römersalatblätter in einem dekorativen Muster auf der Platte anordnen. Jedes Blatt bis zum Rand mit dem Kichererbsengemisch füllen, so dass es vollständig gefüllt ist. Die Blätter rundherum um die Füllung wickeln.

Ernährung: Kcals: 396; Gesamtfett: 15g; Gesättigtes Fett: 2g; Cholesterin: 0mg; Standard: 53g; Ballaststoffe: 16g; Protein: 15g

40. Pochierte Eier Verdes

- Für 2 Personen / Vorbereitungszeit: 10 Min. / Kochzeit: 16 bis 20 Min.

Zutaten:

Für das Dressing

- 60 ml natives Olivenöl extra
- 30ml Weißweinessig
- 5 g Dijon-Senf
- 1,25 ml frisch gemahlener schwarzer Pfeffer
- 1,25 ml Salz
- 1,25 ml getrocknetes Basilikum
- Ein paar Tropfen roher Honig

Für die Eggs Verdes

- 500 mL verpackter Baby-Rucola
- 125 g gentechnikfreie ganze Maiskörner aus biologischem Anbau

- 6 Kirschtomaten, halbiert
- Gefiltertes Wasser, zum Kochen des Spargels und der Eier
- 6 Spargelstangen, die harten Enden abgeschnitten
- 15ml destillierter weißer Essig
- 4 Eier

Wegbeschreibung:

Für die Zubereitung des Dressings

1. Olivenöl, Essig, Senf, Pfeffer, Salz, Basilikum und Honig in einer kleinen Schüssel mit dem Schneebesen emulgieren. Beiseite stellen.

Für die Zubereitung der Eggs Verdes

2. Auf jeden der beiden Teller 250 ml Rucola geben. Jeweils sechs Kirschtomatenhälften und 60 ml Mais darauf geben.
3. Zwei Drittel des Wassers in einen normalen Kochtopf geben und zum Kochen bringen. Nach dem Hinzufügen den Spargel zwei Minuten lang köcheln lassen. Den Spargel mit einem Schaumlöffel herausnehmen und unter kaltem Wasser abspülen. Den Spargel auf einzelnen Tellern anrichten.
4. Die Hitze im Topf so weit reduzieren, dass das Wasser kaum noch köchelt (nur noch kleine Bläschen kommen an die Oberfläche). Den Essig hineingießen.
5. Schlage ein Ei in einen Messbecher mit Henkel. Den Becher vorsichtig ins Wasser tauchen und leicht kippen. Um ein flüssiges Eigelb zu erhalten, den Timer auf 4 Minuten einstellen.
6. Das Ei herausnehmen und mit einer Schaumkelle auf den Rucola auf einem Teller legen. Mit den restlichen Eiern fortfahren und jeweils zwei auf einem Teller anrichten.
7. Nach dem Beträufeln mit dem Dressing sofort servieren.

Ernährung: Kcals: 515; Gesamtfett: 38g; Gesättigtes Fett: 7g; Cholesterin: 372mg; Standard: 28g; Ballaststoffe: 6g; Protein: 18g

- Für 4 Personen / Vorbereitungszeit: 15 Min. / Kochzeit: 8 Min., während die Tortillas warm werden

Zutaten:

Für die Koriander-Limetten-Crema
- 120 ml griechischer Vollmilchjoghurt
- 30 ml frisch gepresster Limettensaft
- 15 ml gehackte frische Korianderblätter
- Eine Prise Knoblauchpulver
- Eine Prise Salz

Für die Fisch-Tacos

- 8 kleine Maistortillas
- 5 ml Paprika
- 2,5 ml Salz
- 2,5 ml Knoblauchpulver
- 2,5 ml gemahlener Kreuzkümmel
- 1,25 ml Cayennepfeffer
- 450 Gramm Tilapia-Filets
- 30 ml Avocadoöl
- 1 große Avocado, in Scheiben geschnitten

Wegbeschreibung:

Zubereitung der Koriander-Limetten-Creme

1. Joghurt, Koriander, Limettensaft, Knoblauchpulver und Salz in einer kleinen Schüssel vermischen. Vor dem Servieren abdecken und in den Kühlschrank stellen.

So bereiten Sie die Fisch-Tacos zu

2. Den Backofen auf 180°C vorheizen.

3. Die in Alufolie eingewickelten Tortillas etwa fünfzehn Minuten lang im Ofen erwärmen.
4. In der Zwischenzeit Paprika, Cayennepfeffer, Kreuzkümmel, Salz und Knoblauchpulver vermengen.
5. Die Fischfilets auf eine Servierplatte legen und leicht mit der Gewürzmischung bestreichen.
6. Erhitzen Sie das Avocadoöl in einer großen Pfanne bei mittlerer bis hoher Hitze.
7. Fischfilets in die Bratpfanne geben. 3 Min. pro Seite braten, bis sie flockig sind.
8. Die erhitzten Tortillas auf eine Arbeitsfläche legen. Fisch auf jede Tortilla löffeln.
9. Avocadoscheiben und Koriander-Limetten-Crema zu den Fisch-Tacos reichen.

Ernährung: Kcals: 363; Gesamtfett: 17g; Gesättigtes Fett: 3g; Cholesterin: 62mg; Standard: 25g; Ballaststoffe: 6g; Protein: 27g

42. Avocado-Thunfisch-Schmelzkuchen mit offenem Gesicht

- Für 4 Personen / Vorbereitungszeit: 10 Min. / Kochzeit: 5 Min.

Zutaten:

- 4 Scheiben Sauerteigbrot
- 2 Dosen (je 142 g) Weißer Thun aus Wildfang
- 60 ml Paleo-Mayonnaise
- 30 g gehackte Schalotte
- 5 ml frisch gepresster Zitronensaft
- Eine Prise Knoblauchpulver
- Eine Prise Paprika
- 1 große Avocado, in 8 Scheiben geschnitten
- 1 große Tomate, in 8 Scheiben geschnitten
- 60 g geriebener roher Parmesankäse, geteilt

Wegbeschreibung:

1. Heizen Sie den Grill vor.
2. Ein Backblech mit Alufolie auslegen.
3. Die Brotscheiben auf die vorbereitete Form legen.

4. Thunfisch, Mayonnaise, Schalotte, Zitronensaft, Paprikapulver und Knoblauchpulver in einer handelsüblichen Schüssel mischen. Ein Viertel der Thunfischmischung auf jede Brotscheibe geben.
5. Je zwei Avocado- und Tomatenscheiben darauf legen.
6. Jeweils 15 g Parmesankäse hinzufügen.
7. Achten Sie darauf, dass die Speisen während der drei- bis vierminütigen Garzeit nicht anbrennen. Wärmen Sie die Speisen auf.

Ernährung: Kcals: 471; Gesamtfett: 27g; Gesättigtes Fett: 4g; Cholesterin: 40mg; Standard: 31g; Ballaststoffe: 4g; Protein: 27g

43. Ahi Poke mit Gurke

- Für 4 Personen / Vorbereitungszeit: 10 Min., plus 15 Min. Marinieren

Zutaten:

- 450 g Thunfisch in Sushi-Qualität, in 2,54 cm große Würfel geschnitten
- 3 Frühlingszwiebeln, in dünne Scheiben geschnitten
- 1 Serrano-Chili, entkernt und gehackt (optional)
- 45 ml Kokosnuss-Aminosäuren
- 5 ml Reisessig
- 5 ml Sesamöl
- 5 ml geröstete Sesamsamen
- Eine Prise gemahlener Ingwer
- 1 große Avocado, gehackt
- 1 Salatgurke, in 1,27 cm dicke Scheiben geschnitten

Wegbeschreibung:

1. Thunfisch, Ingwer, Frühlingszwiebeln, Kokosnussaminos, Sesamöl, Sesamsamen und Essig in einer großen Schüssel vorsichtig verrühren, bis alles gut vermischt ist. Abgedeckt und gekühlt eine Viertelstunde marinieren.
2. Die Avocado hinzufügen und umrühren, bis sich die Avocadostücke sanft mit der Ahi-Mischung vermischt haben.
3. Die Gurkenscheiben auf einen Teller legen. Auf jede Gurkenscheibe ein wenig Ahi Poke geben und sofort servieren.

Ernährung: Kcals: 214; Gesamtfett: 15g; Gesättigtes Fett: 2g; Cholesterin: 68mg; Standard: 11g; Ballaststoffe: 4g; Protein: 10g

44. Gegrillte Lachspäckchen mit Spargel

- Für 4 Personen / Vorbereitungszeit: 10 Min. / Kochzeit: 20 Min.

Zutaten:

- 4 (je ca. 113 g) Lachsfilets ohne Haut
- 16 Spargelstangen, die harten Enden abgeschnitten
- 60 ml Avocadoöl, aufgeteilt
- 5 ml Knoblauchpulver, geteilt
- 2,5 ml Salz, geteilt
- Frisch gemahlener schwarzer Pfeffer
- 1 Zitrone, in dünne Scheiben geschnitten

Wegbeschreibung:

1. Den Backofen auf 200°C (400°F) vorheizen.
2. Legen Sie 4 (30 cm) Quadrate aus Folie oder Pergamentpapier auf einer Arbeitsfläche aus.
3. Ein Lachsfilet in die Mitte jedes Quadrats legen und vier Spargelstangen daneben platzieren. Den Fisch und den Spargel mit 15 ml Avocadoöl bestreichen.
4. Zum Würzen 1,25 ml Knoblauchpulver, 0,625 ml Salz und Pfeffer auf jedes Filet geben.
5. Die Zitronenscheiben auf den Filets verteilen. Das Pergament um jedes Filet herum schließen und versiegeln, so dass ein dichtes Päckchen entsteht.
6. Die Pergamentpapierpäckchen auf ein Backblech legen. Zwanzig Minuten lang backen.
7. Ein verschlossenes Pergamentpäckchen auf vier Teller verteilen und heiß servieren.

Ernährung: Kcals: 339; Gesamtfett: 23g; Gesättigtes Fett: 3g; Cholesterin: 80mg; Standard: 1g; Ballaststoffe: 1g; Protein: 30g

- Für 4 Personen / Vorbereitungszeit: 5 Min. / Kochzeit: 5 bis 10 Min.

Zutaten:

- 4 Lachsfilets (je ca. 113 g)
- 45 Gramm Miso-Paste
- 30 ml roher Honig
- 5 ml Kokosnuss-Aminosäuren
- 5 ml Reisessig

Wegbeschreibung:

1. Den Broiler vorheizen.
2. Die Lachsfilets in eine mit Alufolie ausgelegte Auflaufform legen.
3. Miso, Essig, Honig und Kokosnuss-Aminos in einer kleinen Schüssel vermischen. Die Oberseite jedes Filets gleichmäßig mit der Glasur bestreichen. Je nach Dicke des Fischs etwa 5 bis 10 Minuten grillen. Solange garen, bis der Fisch leicht abblättert.
4. Falls noch etwas Glasur übrig ist, diese über den Fisch streichen und weitere 5 Minuten grillen.

Ernährung: Kcals: 264; Gesamtfett: 9g; Gesättigtes Fett: 1g; Cholesterin: 80mg; Standard: 13g; Ballaststoffe: 0g; Protein: 30g

- Für 4 Personen / Vorbereitungszeit: 5 Min. / Kochzeit: 20 Min., plus 5 Min. Ruhezeit

Zutaten:

- 4 Lachsfilets (je ca. 113 g)
- 45 ml Pistazien-Pesto (hier)
- 60 ml gehackte sonnengetrocknete Tomaten
- 60 ml entsteinte, gehackte Oliven
- 30 ml gehackte rote Zwiebel

- 2 Knoblauchzehen, gehackt
- Eine Prise Salz
- Frisch gemahlener schwarzer Pfeffer
- 15 ml gehacktes frisches Basilikum

Wegbeschreibung:

1. Die Ofentemperatur auf 200°C (400°F) einstellen.
2. Ein Backblech mit Alufolie auslegen.
3. Die Lachsfilets mit der Hautseite nach unten in die vorgewärmte Pfanne legen.
4. Jedes Filet mit einer kleinen Menge Pistazienpesto beträufeln.
5. Getrocknete Tomaten, Oliven, rote Zwiebeln, Knoblauch, Salz und Pfeffer in einer kleinen Schüssel vermischen. Jedes Filet mit einem Viertel der Tomatenmischung und dem Pesto belegen.
6. Zwanzig Minuten lang backen. Aus dem Ofen nehmen und fünf Minuten ruhen lassen.
7. Nach dem Hinzufügen des Basilikums sofort servieren.

Ernährung: Kcals: 301; Gesamtfett: 17g; Gesättigtes Fett: 2g; Cholesterin: 80mg; Standard: 6g; Ballaststoffe: 1g; Protein: 31g

Kapitel 10:
Rezepte für Desserts und Salate

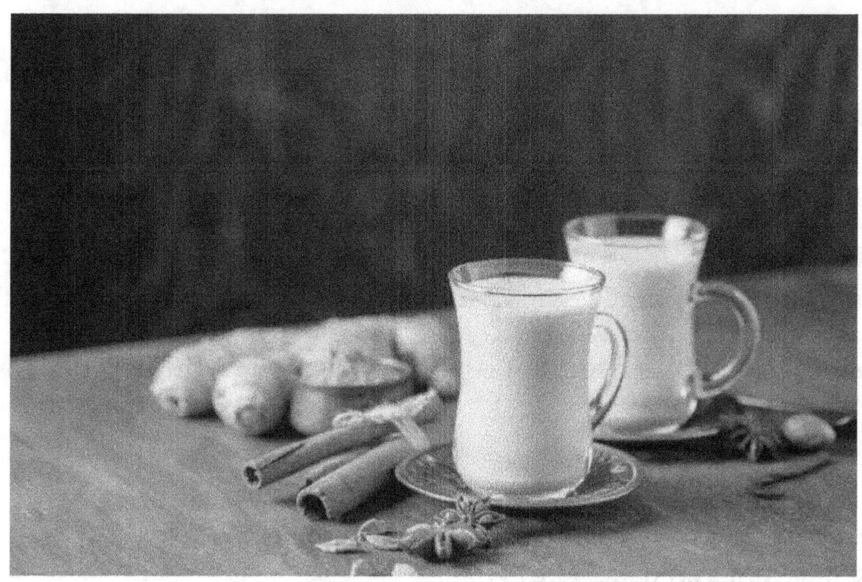

- Vorbereitungszeit: 15 Min. Kochzeit: 10 Min. Portionen: 24

Inhaltsstoffe

- 2,5 ml Salz
- 2 große Eier
- 7,5 ml Backpulver
- 240 ml knusprige Erdnussbutter
- 240 ml ungesalzene Butter
- 5 ml Backpulver
- 200 Gramm weißer Zucker
- 310 Gramm Allzweckmehl
- 200 Gramm verpackter brauner Zucker

Anweisungen

1. Die Butter, die Erdnussbutter und den Zucker in einer Schüssel verrühren und die Eier unterrühren.

2. In einer separaten Schüssel Mehl, Backpulver, Natron und Salz vermischen und die Buttermischung unterrühren. Den Teig eine Stunde lang kühl stellen.
3. Den Teig zu 2,54 cm großen Kugeln rollen und auf die Backbleche legen. Jede Kugel mit einer Gabel kreuzförmig flachdrücken.
4. Den Ofen auf 190°C (375°F) vorheizen.
5. Backen Sie die Kekse etwa 10 Minuten lang, oder bis sie anfangen, Farbe anzunehmen.

Nährwertangaben Fett 136 g; Eiweiß 4,5 g; Natrium 209,4 mg

48. Obstsalat

- Vorbereitungszeit: fünf Minuten Kochzeit: zwanzig Minuten Portionen: acht

Inhaltsstoffe

- 4 Kiwis
- 1 Cocktail Erdbeeren (ca. 250 g)
- 567 g Dose Ananasstücke
- 2 Äpfel
- 2 Bananen
- 1 Dose Pfirsichkuchenfüllung

Anweisungen

1. In einem kleinen Behälter die gehackten Äpfel mit dem restlichen Ananassaft vermischen. Eine sieben- bis zehnminütige Pause einlegen.
2. In einem großen Salatteller den Pfirsichkuchen und die Ananasstücke vermischen.
3. Nehmen Sie die Äpfel aus dem Ananassaft und mischen Sie sie in einer Schüssel mit der Kuchenfüllung und der Ananas.
4. Lassen Sie die in Scheiben geschnittenen Bananen sieben bis zehn Minuten lang den reservierten Ananassaft aufsaugen.
5. Die Hälfte der Erdbeeren und der Kiwis schälen und in Scheiben schneiden. Die andere Hälfte der Erdbeeren beiseite stellen.
6. Die Bananen aus dem Ananassaft nehmen und unter die Masse für den Kuchen mischen. Die zerkleinerten Erdbeeren hinzufügen und umrühren.
7. Erdbeer- und Kiwischeiben an den Rand der Schüssel legen.
8. Vor dem Servieren abkühlen lassen.

Nährwertangaben Fett 0,5 g; Eiweiß 2,1 g; Natrium 15 mg;

49. Grapefruit-Meringue-Nester mit gemischten Beeren

- Vorbereitungszeit: 25 Min. Kochzeit: eine Stunde dreißig Min. Portionen: 8

Inhaltsstoffe

Meringue-Nester:

- 5 ml Grapefruitschale
- 100 Gramm Zucker
- 4 Eiweiß
- 0,625 ml Weinstein (Sahne)

Beeren:

- 113 Gramm Himbeeren
- 50 Gramm Zucker
- 907 Gramm Erdbeeren
- 113 Gramm Heidelbeeren
- 60 ml Grapefruitsaft

Anweisungen

Meringue-Nester:

1. Für die Baisers den Ofen auf 93°C (200°F) vorheizen. Ein großes Backblech mit Pergamentpapier auslegen.
2. In einem großen Mixer den Weinstein und das Eiweiß vermischen. 25 g Zucker einrieseln lassen und schlagen, bis sich der Zucker aufgelöst hat und die Baisermasse feste, cremige Spitzen bildet.
3. Die Grapefruitschale vorsichtig unter die Baisermasse rühren. Die Masse gleichmäßig auf einem vorbereiteten Blech in einem Abstand von etwa 7,62 cm verteilen.
4. Drücken Sie die Rückseite eines Löffels vorsichtig in die Mitte jedes Baiserhügels, um 7,62 cm große Nester zu formen.

5. Etwa 2 Stunden lang backen, bis sie hart sind. Nach dem Ausschalten des Ofens die Baisers zwei Stunden oder über Nacht darin trocknen lassen. Wenn sie trocken sind, das Pergament vorsichtig entfernen. Die Meringues können bei Zimmertemperatur etwa zwei Wochen aufbewahrt werden.

Beeren:

6. In einer großen Schüssel Blaubeeren, Himbeeren und die Hälfte der Erdbeeren miteinander vermischen.
7. Den Grapefruitsaft und den Zucker in eine 30 cm (12 Zoll) große Pfanne geben. Unter gelegentlichem Rühren bei mittlerer Hitze zum Kochen bringen. Zwei Minuten lang kochen, oder bis der Sirup eine klare rosa Farbe annimmt und der Zucker sich aufgelöst hat.
8. Ein bis drei Minuten lang köcheln lassen, bis die Erdbeeren weich geworden sind und ihren Saft abgegeben haben. Die rohen Beeren in einer großen Schüssel mit dem Sud bedecken. Langsam umrühren, bis alles gut vermischt ist.
9. Die Baisernester auf Serviertabletts geben. Die Beeren auf die Nester verteilen und mit Grapefruitsirup übergießen. Sofort servieren.

Nährwertangaben Fett 40 g; Eiweiß 20 g; Natrium 400 mg;

50. Warmer Salat aus Feigen und Süßkartoffeln

- Für 6 Personen / Vorbereitungszeit: 10 Min. / Kochzeit: 20 Min.

Zutaten:

- 4 Süßkartoffeln, gewürfelt
- 90 ml kaltgepresstes Olivenöl, aufgeteilt
- 5 ml Salz
- 6 reife frische Feigen, geviertelt
- 30 ml Balsamico-Essig
- 5 ml Dijon-Senf
- 5 ml roher Honig
- 3 Frühlingszwiebeln, in Scheiben geschnitten
- 1 rote Chilischote, z. B. Serrano, entkernt und in dünne Scheiben geschnitten
- Frisch gemahlener schwarzer Pfeffer
- Zerbröckelter Ziegenkäse, zum Garnieren (optional)

Wegbeschreibung:

1. Den Backofen auf 246°C (475°F) vorheizen.
2. Ein Backblech mit Alufolie auslegen.
3. Die Süßkartoffelwürfel mit 45 ml Olivenöl und Salz in einer großen Schüssel vermengen. In die vorbereitete Pfanne geben und zwanzig Minuten lang backen. Die Kartoffeln umdrehen und nach der Hälfte der Zeit die Feigen hinzufügen.
4. In der Zwischenzeit Essig, Senf und Honig in einer kleinen Schüssel verrühren und 30 ml Olivenöl einrühren. Das Dressing beiseite stellen.
5. Den roten Chili und die Frühlingszwiebeln in den restlichen 15 ml Olivenöl in einer kleinen Pfanne bei mittlerer Hitze 2 Min. anbraten.
6. Die Feigen und die gerösteten Süßkartoffeln zusammen mit dem roten Chili und den Frühlingszwiebeln in eine große Schüssel geben. Mit dem Dressing beträufeln und mit einem leichten Schwung vermengen. Mit Pfeffer würzen und mit Ziegenkäse garnieren (falls verwendet). Aufwärmen und servieren.

Ernährung: Kcals: 253; Gesamtfett: 14g; Gesättigtes Fett: 2g; Cholesterin: 0mg; Standard: 32g; Ballaststoffe: 5g; Protein: 2g

51. Gehackter Thai-Salat

- Für 6 Personen / Vorbereitungszeit: 20 Minuten

Zutaten:

Für das Dressing

- 120 ml kaltgepresstes Olivenöl
- 45 ml gefiltertes Wasser
- 30 ml Kokosnuss-Aminosäuren
- 15 ml Apfelessig
- 15 ml frisch gepresster Limettensaft
- 15 ml roher Honig
- 5 ml Sesamöl
- 5 ml Knoblauchpulver
- Prise gemahlener Ingwer

Für den Salat

- 200 g geschredderter Grünkohl, entstielt und gründlich gewaschen
- 200 Gramm geschredderter Napa-Kohl
- 200 Gramm zerkleinerter Rotkohl
- 4 Frühlingszwiebeln, in Scheiben geschnitten
- 100 g geraspelte Möhren
- 1 rote Paprikaschote, in Juliennestücke geschnitten
- 1 gelbe Paprikaschote, in Juliennestücke geschnitten
- 1 Gurke, in Juliennestücke geschnitten
- 50 g frische Korianderblätter, grob gehackt
- 50 g Cashewnüsse, grob gehackt

Wegbeschreibung:

Für die Zubereitung des Dressings

1. Mischen Sie das Olivenöl, das Wasser, den Ingwer, das Sesamöl, den Essig, den Limettensaft, den Honig und die Kokosnuss-Aminosäuren in einer Schüssel von Standardgröße. Beiseite stellen.

So bereiten Sie den Salat zu

1. Grünkohl, Rotkohl, Napa-Kohl, Karotten, Zwiebeln, rote Paprika, gelbe Paprika und Gurke in einer großen Schüssel vermengen.
2. Die Cashewnüsse und den Koriander darüber geben.
3. Den Salat gut durchschwenken und mit dem Dressing übergießen und sofort servieren.

Ernährung: Kcals: 515; Gesamtfett: 24g; Gesättigtes Fett: 4g; Cholesterin: 0mg; Standard: 67g; Ballaststoffe: 9g; Protein: 15g

52. Herz-Roma-Caesar-Salat

- Für 6 Personen / Vorbereitungszeit: 5 Minuten

Zutaten:

- 3 Römersalatherzen, in Streifen geschnitten

- 2 hartgekochte Eier, geschält und grob gehackt
- 30 g roher, gehobelter Parmesankäse (optional)
- 60 ml Paleo-Caesar-Dressing

Wegbeschreibung:

1. Die Eier und den Römersalat in einer großen Schüssel vermengen.
2. Eine Prise Parmesankäse (falls verwendet) hinzufügen.
3. Nachdem Sie das Dressing zum Salat gegeben haben, schwenken Sie ihn, um ihn zu vermischen. Sofort servieren.

Ernährung: Kcals: 49; Gesamtfett: 3g; Gesättigtes Fett: 1g; Cholesterin: 62mg; Standard: 3g; Ballaststoffe: 2g; Protein: 4g

53. Mango-Passionsfrucht-Roulade

- Vorbereitungszeit: zwanzig Minuten Kochzeit: fünfzehn Minuten Portionen: vier

Inhaltsstoffe

- 85 Gramm Zucker
- 3 Eier
- 250 g gefrorene Himbeeren
- 5 ml Vanilleextrakt
- 1 Becher (ca. 200 g) griechischer Joghurt
- 2 Mangos
- 85 g glattes Mehl, gesiebt
- 5 ml Backpulver
- 15 ml Zucker (zum Bestäuben)
- 2 reife Passionsfrüchte

Anweisungen

1. Den Backofen auf 180°C vorheizen.
2. Die Eier und den Zucker in einer großen Schüssel aufschlagen, bis die Masse hell und dickflüssig ist. Die Vanille, dann das Mehl und das Backpulver hinzufügen. Den Teig in der Pfanne glatt streichen, einfüllen und 14 bis 15 Minuten lang backen, bis er goldbraun ist.

3. Auf ein neues Blatt Pergamentpapier übertragen, das mit 15 ml Puderzucker bestäubt ist. Nach dem Einrollen des Papiers in den Biskuit den Biskuit vollständig abkühlen lassen.
4. Den Zucker, das Fruchtfleisch der Passionsfrucht und 1/3 der Mango und Himbeeren untermischen.
5. Den Biskuit aufklappen, die Füllung darauf verteilen und aufrollen.

Nährwertangaben Fett 3 g; Eiweiß 5 g; Natrium 256 mg;

54. Griechischer Erdbeer-Schokoladen-Jogurt

- Vorbereitungszeit: zehn Minuten Kochzeit: 180 Minuten Portionen: 32

Inhaltsstoffe

- 150 Gramm in Scheiben geschnittene Erdbeeren
- 30 ml Honig
- 60 Gramm Schokoladensplitter
- 720 Gramm griechischer Joghurt, naturbelassen
- 5 ml Vanilleextrakt

Anweisungen

1. Ein Backblech mit Pergamentpapier auslegen.
2. Mischen Sie Joghurt, Honig und Vanilleextrakt in einer Schüssel mit Standardgröße.
3. Auf dem ausgelegten Backblech ein Rechteck mit der Joghurtmasse formen.
4. Die in Scheiben geschnittenen Erdbeeren darüber streuen und mit Schokoladenspänen beträufeln.
5. Gefrieren, bis sie sehr steif sind, am besten drei Stunden lang.
6. Zum Servieren in Stücke schneiden.

Nährwertangaben Fett 1,3 g; Eiweiß 2 g; Natrium 7,6 mg

- Vorbereitungszeit: 15 Min. Kochzeit: 35 Min. Portionen: fünfzehn

Inhaltsstoffe

- 30 Gramm gehackte Erdnüsse
- 1 Ei
- 240 Gramm Mandelbutter
- 120 Gramm Schokoladensplitter
- 5 ml Backpulver
- 100 Gramm brauner Zucker

Anweisungen

1. den Ofen auf 175°C (350°F) vorheizen. Zwei Backförmchen mit Pergamentpapier auslegen.
2. Verquirlen Sie das Ei in einem handelsüblichen Mixbehälter.
3. In einer Schüssel Mandelbutter, braunen Zucker und Backpulver vermischen und mit dem Schneebesen verrühren, bis alles gut vermischt ist.
4. Schokoladenstückchen und Erdnüsse in einem Kombinationsbehälter vermengen.
5. Etwa 15 g Teig zu einer kleinen Kugel rollen, um jeden Keks zu formen. Die Kekse mit einem Abstand von einem Zoll auf die vorbereiteten Förmchen legen. Jede Kugel vorsichtig mit der Löffelspitze andrücken.
6. 9 bis 10 Minuten backen, bis die Seiten gebräunt und die Oberseiten rissig sind.
7. Die Pfanne zehn Minuten lang abkühlen lassen.

Nährwertangaben Fett 10g; Eiweiß 4g; Natrium 108mg

56. Ananas-Karotten-Ingwer-Saft

- Für 2 Personen / Vorbereitungszeit: 10 Minuten

Zutaten:

- 710 ml zerkleinerte frische Ananas
- 8 Möhren, grob gehackt
- 60 ml gefiltertes Wasser

- 2,54 cm langes Stück geschälten frischen Ingwer
- Eis, zum Servieren

Wegbeschreibung:

1. Ananas, Karotten, Wasser und Ingwer in einem Mixer zu einer glatten Masse verarbeiten.
2. Decken Sie die Oberseite einer normalen Schüssel mit einem Käsetuch oder einem Nussmilchbeutel ab. Gießen Sie den Saft durch das Netz (siehe Zubereitungstipp). Nachdem die Flüssigkeit vollständig in die Schüssel geflossen ist, drücken Sie den Saft durch das Tuch. Entsorgen Sie die Feststoffe.
3. Eis in jedes der beiden hohen Gläser geben und sofort servieren.

Ernährung: Kcals: 135; Gesamtfett: 0.7g; Gesättigtes Fett: 0.1g; Cholesterin: 0mg; Standard: 40g; Ballaststoffe: 1g; Protein: 2.6g

57. Granola Cups mit Joghurt

- Für 12 Personen / Vorbereitungszeit: 10 Min. / Kochzeit: 10 Min.

Zutaten:

- 120 Gramm Haferflocken
- 60 Gramm Mandelmehl
- 30 Gramm Kokosblütenzucker
- 2,5 ml Backpulver
- 60 Gramm getrocknete Cranberries, Heidelbeeren oder Gojibeeren
- 30 g Pekannüsse, gehackt
- 30 Gramm gehobelte Mandeln
- 15 Gramm ungesüßte getrocknete Kokosnuss
- 60 ml + 15 ml Kokosnussöl, aufgeteilt
- 45 ml reiner Ahornsirup
- 5 ml Vanilleextrakt
- 480 ml normaler Vollmilchjoghurt

Wegbeschreibung:

1. Die Ofentemperatur auf 163°C (325°F) einstellen.

2. Haferflocken, Mandelmehl, Kokosblütenzucker, Backpulver, Pekannüsse, Mandeln und Kokosnuss in einer Auflaufform vermischen.

3. 45 ml Kokosöl in einem mikrowellengeeigneten Gefäß schmelzen. Vanille und Ahornsirup hinzufügen und umrühren. Gründlich mischen, um das Kokosöl und den Ahornsirup in den Haferbrei einzuarbeiten.

4. Fetten Sie die Förmchen eines normalen Muffinblechs mit den letzten 15 ml Kokosöl leicht ein.

5. Die Müslimischung gleichmäßig auf die Förmchen verteilen und in den Boden jedes Förmchens drücken, so dass eine Form entsteht. Zehn Minuten lang backen. Gründlich abkühlen lassen, bevor die Förmchen vorsichtig herausgenommen werden.

6. In jede Tasse einen Teil des Joghurts geben und servieren.

Ernährung: Kcals: 183; Gesamtfett: 12g; Gesättigtes Fett: 6g; Cholesterin: 5mg; Standard: 12g; Ballaststoffe: 3g; Protein: 4g

58. Pikanter Brokkoli-Salat

- Für 4 Personen / Vorbereitungszeit: 10 Minuten

Zutaten:

- 1 Kopf Brokkoli, grob in mundgerechte Stücke zerkleinert
- 2 Frühlingszwiebeln, in Scheiben geschnitten
- 30 Gramm gehobelte Mandeln
- 30 Gramm getrocknete Preiselbeeren
- 30 ml normaler Vollmilchjoghurt
- 15 ml Paleo-Mayonnaise
- 15 ml frisch gepresster Zitronensaft
- 5 ml roher Honig
- 2,5 ml gemahlener Kreuzkümmel
- Prise scharfe Sauce
- Prise Salz
- Frisch gemahlener schwarzer Pfeffer

Wegbeschreibung:

1. Mandeln, Cranberries, Brokkoli und Frühlingszwiebeln in einer großen Schüssel mischen.
2. Joghurt, Mayonnaise, Zitronensaft, Honig, Kreuzkümmel, scharfe Sauce und Salz in einer kleinen Schüssel vermischen. Mit Pfeffer abschmecken. Das Dressing über den Brokkoli geben und gut umrühren.

Ernährung: Kcals: 110; Gesamtfett: 7g; Gesättigtes Fett: 1g; Cholesterin: 6mg; Standard: 12g; Ballaststoffe: 2g; Protein: 2g

59. Regenbogen-Bohnen-Salat

- Für 4 Personen / Vorbereitungszeit: 10 Min. / Kochzeit: 0 Min.

Zutaten:

Für das Dressing

- 120 ml kaltgepresstes Olivenöl
- 60 ml Rotweinessig
- 15 ml frisch gepresster Limettensaft
- 2,5 ml Knoblauchpulver
- 2,5 ml Chilipulver
- 2,5 ml Salz
- 1,25 ml rote Paprikaflocken
- 1,25 ml frisch gemahlener schwarzer Pfeffer

Für den Salat

- 570 Gramm gekochter Wildreis
- 400 g gekochte schwarze Bohnen, abgetropft und gut abgespült
- 160 Gramm gentechnikfreie Bio-Süßmaiskörner
- 1 rote Paprikaschote, gehackt
- 4 Frühlingszwiebeln, in Scheiben geschnitten
- 15 Gramm gehackter frischer Koriander

Wegbeschreibung:

Für die Zubereitung des Dressings

1. Olivenöl, Essig, Limettensaft, Chilipulver, Knoblauchpulver, Salz, schwarzen Pfeffer und rote Paprikaflocken in einer kleinen Schüssel mischen. Beiseite stellen.

Für die Zubereitung des Salats

2. Den Reis, die Bohnen, den Mais, die rote Paprika, den Koriander und die Frühlingszwiebeln in einer mittelgroßen Schüssel mischen.
3. Nachdem Sie das Dressing über das Gemüse gegossen haben, schwenken Sie es, um eine gleichmäßige Verteilung zu gewährleisten. Falls gewünscht, kalt servieren.

Ernährung: Kcals: 423; Gesamtfett: 24g; Gesättigtes Fett: 3g; Cholesterin: 0mg; Standard: 47g; Ballaststoffe: 17g; Protein: 13g

60. Knuspriger Grünkohlsalat

- Für 6 Personen / Vorbereitungszeit: 10 Min. / Kochzeit: 20 Min.

Zutaten:

- 425 g Grünkohl, entstielt, gründlich gewaschen und getrocknet und in mundgerechte Stücke geschnitten
- 45 ml kaltgepresstes Olivenöl
- 30 ml Apfelessig
- 5 ml Salz
- 2,5 ml rote Paprikaflocken
- 1,25 ml frisch gemahlener schwarzer Pfeffer
- 1 kleiner Lauch, weiße und hellgrüne Teile, gründlich gewaschen (siehe Zutatentipp)
- 2 kleine Süßkartoffeln, geschält
- 1 Apfel, geschält
- 15 ml Avocadoöl
- 30 Gramm Pinienkerne

Erkennungen:

1. Die Ofentemperatur auf 175°C (350°F) einstellen.
2. Ein Backblech mit Pergamentpapier auslegen.
3. Grünkohl, Olivenöl, Essig, Salz, rote Paprikaflocken und schwarzen Pfeffer in einer großen Schüssel mischen. Eine Minute lang mit den Händen den Grünkohl mit dem Öl und den Gewürzen vermischen. Dreiviertel des Grünkohls gleichmäßig in der vorbereiteten Pfanne verteilen. Während der 20-minütigen Backzeit in der Mitte umschwenken. Die Schale mit dem restlichen Grünzeug beiseite stellen.
4. Den Apfel, die Süßkartoffeln und den Lauch in mundgerechte Stücke schneiden und beiseite stellen, während der Grünkohl kocht. In einer großen Pfanne bei mittlerer Hitze das Avocadoöl erhitzen und die Süßkartoffeln anbraten, bis sie weich sind (ca. 10 Min.).
5. Den knusprigen Grünkohl aus dem Ofen nehmen und mit dem beiseite gestellten, ungekochten Grünkohl vermischen.
6. Die Pinienkerne und das Süßkartoffelgemisch darüber geben und gründlich vermischen.
7. Aufwärmen und servieren.

Ernährung: Kcals: 213; Gesamtfett: 14g; Gesättigtes Fett: 2g; Cholesterin: 0mg; Standard: 22g; Ballaststoffe: 5g; Protein: 5g

Schlussfolgerung

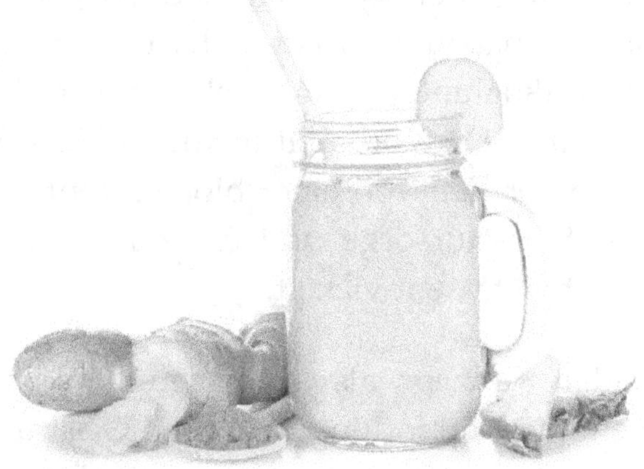

Zum Abschluss unserer Untersuchung über entzündungshemmende Lebensweisen für Frauen über 50 ist es an der Zeit, über den Weg nachzudenken, den wir gemeinsam zurückgelegt haben. Dieses Buch war ein Leitfaden, eine Einladung, sich auf ein selbstbestimmtes Altern einzulassen und in eine Zukunft zu gehen, die frei von den Fesseln der Entzündung ist. Es deckt alles ab, von den stillen Kämpfen, die unerkannt bleiben, bis hin zum starken Einfluss von Achtsamkeit und mentalem Wohlbefinden.

Wir begannen damit, die unausgesprochenen Probleme anzuerkennen, mit denen sich Frauen über 50 tagtäglich auseinandersetzen müssen, um chronische Entzündungen zu bewältigen, die sich auf ihre Erfahrungen auswirken. Dies geschah, um die Lebensumstände dieser Frauen besser zu verstehen. Es war ein Tor, eine Reise in das Herz des ungelösten Konflikts, der sich über alle Aspekte ihres Lebens legte. Wir legten den Rahmen für ein selbstbestimmtes Leben, indem wir die Wahrheiten über Entzündungen aufdeckten und die Mythen, die sich um sie ranken, zerstörten. Wir behandelten alles, von den Grundlagen der Entzündung bis hin zum Zusammenhang zwischen Alterung und Entzündungskaskade.

In diesem Streben nach Wohlbefinden haben sich der Schlaf und die Erhaltung gesunder Darmbakterien als unbesungene Helden erwiesen. Im Kampf gegen chronische Entzündungen konzentrieren die Forscher ihre Bemühungen auf das Mikrobiom, ein mikroskopisches Ökosystem im Körper. Durch die Erforschung des symbiotischen Tanzes, der zwischen Probiotika, Präbiotika und dem Darm stattfindet, konnten wir das komplizierte Zusammenspiel entschlüsseln, das nicht nur den Körper, sondern auch den Geist nährt.

Im hektischen Tempo des modernen Lebens wird der Schlaf häufig unterschätzt, obwohl er ein wirksamer Verbündeter sein kann. Wir haben die wissenschaftlichen Grundlagen der Verjüngung untersucht und die Maßnahmen aufgedeckt, die während der nächtlichen Schlafroutine durchgeführt werden. Die Vorbereitung des Schlafzimmers auf einen erholsamen Schlaf hat sich im Laufe der Zeit von einer bloßen Routine vor dem Schlafengehen zu einem Bekenntnis zur Selbstfürsorge und einer Anerkennung der Gelegenheit zur Erfrischung, die jede Nacht bietet, entwickelt.

Achtsamkeit wurde zu einem bedeutenden Konzept, als wir unseren Fokus über den Körper hinaus erweiterten und begannen, die Verbindung zwischen Geist und Körper als Schlüsselkomponente der allgemeinen Gesundheit zu untersuchen. Von der transformativen Kraft der Meditation bis hin zu den positiven Auswirkungen einer achtsamen Ernährung haben wir aus erster Hand erfahren, welche wesentlichen Veränderungen durch die Kultivierung des Bewusstseins im Hier und Jetzt herbeigeführt werden können. Es entwickelte sich eher zu einer Lebensweise als zu einer bloßen Übung, zu einem Prisma, durch das Frauen jenseits der 50 mit der Außenwelt in Verbindung treten und die Komplexität ihrer eigenen individuellen Reise bewältigen.

Im zweiten Akt war es wichtig, die Bedeutung der Aufrechterhaltung des emotionalen Wohlbefindens zu erkennen, so dass die Untersuchung über den Bereich des Einzelnen hinaus auf die Gemeinschaft ausgeweitet wurde. Die Fähigkeit, sich auf neue Umstände einzustellen und ein Unterstützungssystem aufzubauen, erwies sich als entscheidender Faktor und verdeutlichte die Widerstandsfähigkeit, die sich aus gemeinsamen Erfahrungen mit anderen ergibt, sowie die Kraft, die man entdecken kann, wenn man verletzlich ist.

Zum Abschluss unserer Reise lade ich Sie ein, sich gemeinsam mit mir eine Zukunft für Frauen über 50 vorzustellen, die durch ein selbstbestimmtes Altern und nicht durch die Einschränkungen einer chronischen Entzündung gekennzeichnet ist. In dieser möglichen Zukunft trägt jede Entscheidung - von der Auswahl des Menüs bis hin zur bewussten Pause - zu einem Leben voller Vitalität und Wohlbefinden für den Einzelnen bei.

Ein Heilmittel für die ewige Jugend ist nicht das Ziel von "Empowered Aging", sondern vielmehr eine Feier der Weisheit, die mit dem Älterwerden einhergeht. Es geht darum, sich bewusst zu machen, dass das Älterwerden kein Hindernis ist, sondern eine leere

Leinwand, die darauf wartet, mit den Nuancen der Lebenserfahrung, der Widerstandsfähigkeit und der Fürsorge für sich selbst ausgemalt zu werden. Es ist ein Engagement für das Älterwerden mit dem festen Willen, in allen Aspekten des Lebens aufzublühen, nicht nur in Bezug darauf, wie anmutig man altert.

Frauen über 50 sind Wegbereiterinnen für eine gesündere Zukunft, nicht nur für sich selbst, sondern auch für die Generationen, die nach ihnen kommen. Sie stehen stellvertretend für ein ganzheitliches Gesundheitskonzept, das den Zusammenhang zwischen körperlichem, geistigem und seelischem Wohlbefinden des Einzelnen anerkennt. Sie erleuchten den Weg für ihre Nachkommen, indem sie die Herausforderungen des Alterns meistern und gleichzeitig die Fackel einer entzündungshemmenden Lebensweise weitertragen.

Dies ist nicht das Ende der Reise, sondern vielmehr der erste Schritt in eine Zukunft, in der ein selbstbestimmtes Altern für Menschen jeden Alters eine praktische Option ist. Es ist eine Herausforderung, weiterhin neue Dinge zu lernen, sich als Person weiterzuentwickeln und das Leben jeden Tag aufs Neue zu schätzen. Verabschieden wir uns von den Kapiteln, die geschrieben wurden, und nehmen wir das Wissen, das wir gewonnen haben, und die Praktiken, die wir miteinander entwickelt haben, und wenden wir sie in unserem eigenen Leben an.

Prost auf ein selbstbewusstes Altern, eine entzündungsfreie Zukunft und den bunten Wandteppich, der auf jede Frau über 50 wartet, wenn sie das nächste Kapitel ihres großartigen Abenteuers beginnt! Ich bete dafür, dass dieser Weg von Anmut, Widerstandsfähigkeit und der Freude geprägt ist, die sich einstellt, wenn man ein Leben führt, das jederzeit im Einklang mit seinem körperlichen, geistigen und seelischen Selbst ist. Möge es so sein. Ich erhebe mein Glas auf den Anbruch des Zeitalters der größeren Eigenverantwortung!

9 798875 685361